首都医科大学附属北京地坛医院

感染性相关
消化、呼吸系统疾病
病例精解

金荣华 ◎ 总主编

李 坪 王 宇 ◎ 主 编

U0333282

科学技术文献出版社
SCIENTIFIC AND TECHNICAL DOCUMENTATION PRESS

·北京·

图书在版编目（CIP）数据

首都医科大学附属北京地坛医院感染性相关消化、呼吸系统疾病病例精解 / 李坪，王宇主编.—北京：科学技术文献出版社，2024.4
ISBN 978-7-5235-1176-3

Ⅰ.①首… Ⅱ.①李… ②王… Ⅲ.①消化系统疾病—感染—病案 ②呼吸系统疾病—感染—病案 Ⅳ.① R57 ② R56

中国国家版本馆 CIP 数据核字（2024）第 029108 号

首都医科大学附属北京地坛医院感染性相关消化、呼吸系统疾病病例精解

策划编辑：蔡 霞　　责任编辑：吴 微　　责任校对：王瑞瑞　　责任出版：张志平

出 版 者	科学技术文献出版社	
地 址	北京市复兴路15号　邮编 100038	
编 务 部	(010) 58882938，58882087（传真）	
发 行 部	(010) 58882868，58882870（传真）	
邮 购 部	(010) 58882873	
官方网址	www.stdp.com.cn	
发 行 者	科学技术文献出版社发行　全国各地新华书店经销	
印 刷 者	北京虎彩文化传播有限公司	
版 次	2024 年 4 月第 1 版　2024 年 4 月第 1 次印刷	
开 本	787×1092　1/16	
字 数	139千	
印 张	12.75	
书 号	ISBN 978-7-5235-1176-3	
定 价	118.00元	

首都医科大学附属北京地坛医院病例精解

编委会

首都医科大学附属北京地坛医院
感染性相关消化、呼吸系统疾病
病例精解

编委会

主编简介

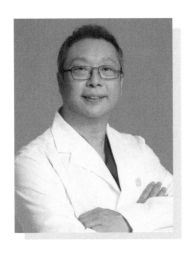

李坪

　　首都医科大学附属北京地坛医院消化内科主任，主任医师。从医28年，先后从事普外、介入、肝病、内镜和超声等学科工作。首创内镜下食管胃静脉曲张精准断流术（endoscopic selective varices devascularization，ESVD），获得2022年北京市科学技术进步奖二等奖，参编相关专著两部，发表多篇文章，拥有多项发明专利。社会任职：中华医学会第七届肝病学分会门脉高压学组委员，中国医药教育协会消化内镜专业委员会常务委员兼门脉高压学组副组长，中国医疗保健国际交流促进会常务委员兼门脉高压学组副组长，北京医学会消化内镜学分会委员会委员，北京中西医结合学会消化内镜学专业委员会委员，北京健康促进会门静脉高压多学科专家委员会委员。

主编简介

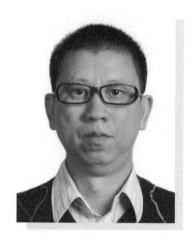

王宇

　　首都医科大学附属北京地坛医院呼吸科主任，主任医师。先后从事传染病、危重症医学和呼吸科工作 20 年，作为骨干及科室负责人参与 2003 年 SARS 以来历次突发传染病诊疗工作。承担和参与北京市科学技术委员会科研课题 3 项，参编专著 3 部，在核心期刊发表论文 30 余篇，其中多篇被 SCI 收录。曾获"北京市抗击新冠肺炎疫情先进个人""北京市优秀共产党员""北京市医院管理中心优秀共产党员"。曾任中华医学会结核病学分会呼吸介入学组学术委员；现任首都医科大学呼吸病学系学术委员，世界内镜医师协会呼吸内镜协会理事，中国性病艾滋病防治协会艾滋病与机会性感染专业委员会委员，国家卫生应急救援队队员。

序 言

疾病诊疗过程，如同胚胎发育过程，在临床实践的动态变化中孕育、萌发、生长和长成。这一过程需要逻辑思维和临床推理，充满了趣味和挑战。临床医生必须知道如何依据基础病理生理学知识来优先选择检查项目并评估获得的信息，向患者提供安全、可靠和有效的诊疗。

患者诊疗问题的解决，一方面，离不开医生与患者面对面的沟通交流；另一方面，在以上基础上进行临床推理（涉及可清晰描述的、可识别的和可重复的若干项启发性策略），这一过程包括最初设想的形成、一种或多种假设的产生、问诊策略的进一步扩展或优化，以及适当临床技能的应用，最终找到病症所在。

以案为思，以案促诊。"首都医科大学附属北京地坛医院病例精解"丛书中的每个病例都按照病历摘要、病例分析和病例点评进行编写。读者从中可以了解到在获得病史、体格检查信息后，辅助检查项目和诊断措施在每个病例完整资料库的构建中各自所起的作用和相对的价值。弄清主诉的细节，决定哪些部位和功能需要检查，评估所得到的信息，并决定还需要做些什么。书中也有部分疑难病例给出了大量的病症确诊技术应用实例，而这些技术正是临床医生应该带入临床思维活动中并学会选择的。病例分析和病例点评呈现的是临床医生的逻辑思维与积累的临床经验的融合及应用，也包括新技术的应用和对疾病的新认知，鼓励读者在阅读每个案例后提出自己的逻辑推理，然后与编者的逻辑相比较，以便提升自己的诊疗技能，尽可能避免使用不必要的诊断措施。

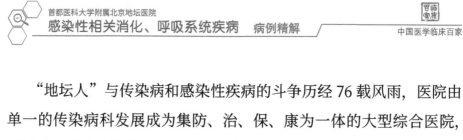

　　"地坛人"与传染病和感染性疾病的斗争历经 76 载风雨，医院由单一的传染病科发展成为集防、治、保、康为一体的大型综合医院，以治疗与感染和传染相关的急、慢性疾病为鲜明特点，在临床诊疗中积累了丰富的病例资源。本丛书各分册编委会结合感染性疾病和本学科疾病谱特点，力争展现在诊疗中如何获得并处理患者信息，正确使用临床诊断技巧，得出合理、可信的诊断结论，制订诊疗计划，关注患者结局，提升患者就医体验和减轻患者疾病负担。以丛书形式出版旨在体现临床学科特点，与广大同人分享宝贵经验，拓展临床思维，提升诊疗水平，惠及更多的患者。

　　本丛书的编写凝聚了首都医科大学附属北京地坛医院专家们的智慧，得到了密切合作的兄弟医院专家们的大力支持与帮助，在此表示衷心的感谢。由于近年来工程科学与计算和信息科学进一步结合，推动了生命科学和生物技术的发展，新技术、新材料、新方法不断涌现，加之临床思维又是一个不断精进的过程，而我们也受知识所限，书中若有不足之处，诚望同人批评指正。

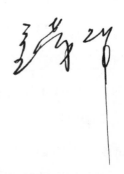

2023 年 12 月于北京

前　言

　　首都医科大学附属北京地坛医院（以下简称"地坛医院"）诞生于战火纷争、疾疫肆行的年代，担负传染病防控、造福一方百姓的重担，70 余年在传染病救治的道路上砥砺深耕、奋楫笃行，已发展成国内知名的以防治传染病为特色的三级甲等医院。医院坚持走"专科特色，综合发展"的道路，打造了特色鲜明、协同发展的综合学科体系，尤其是在综合学科同传染病交叉领域取得了丰硕成果，具备传染病综合诊疗能力和疑难危重传染病救治先进技术。消化科和呼吸科就是在这样的背景下逐渐成长并发展起来的。

　　地坛医院消化内科成立超过 30 年，从只能做简单的检查到可进行各种复杂的内镜手术，从 2 人的内镜室发展到 36 人的消化内科，从学习先进医院的技术到传播地坛医院独特技术至全国，很大程度得益于各种传染病内镜下治疗的技术发展。

　　消化系统由食管、胃、十二指肠、小肠、结肠、直肠、肝、胆和胰腺等多器官组成。许多传染病，包括传染性肝炎、艾滋病及一些特殊感染，都可以影响到消化系统，出现各种临床症状。除了药物治疗外，许多病症需要外科手术干预。随着消化内镜的发展，以往需要外科手术治疗的疾病，现在可以在消化内镜下进行微创治疗。

　　本书涉及消化系统相关感染性疾病 15 例，其主要内容涵盖：传染性肝炎造成门静脉高压，伴随食管胃静脉曲张破裂出血后的内镜治疗，以及内镜治疗效果和并发症的处理和分析；HIV 感染后，消化道黏膜的一些特殊表现及临床治疗要点；肝硬化合并胆总管结石的经内镜逆行胰胆管造影术（endoscopic retrograde cholangiopancreatography，ERCP）治疗等。

　　地坛医院呼吸科成立 10 余年，一直从事感染性疾病的诊治，包括应对呼吸系统新发突发传染病的诊断和治疗。为此积累了大量针对感染性疾病的诊治经验。

　　呼吸系统由于其与外界直接相通的特点，是临床上最常见的感染部位。而对于部分免疫功能受抑制的传染病患者，肺部感染性疾病就更易发生，此类患者往往具有其特殊的病理生理过程，必须经过认真询问病史、仔细查体、及时行相关病原学检查，临床上才能精准治疗。同时需要进行鉴别诊断，必要时需要行多学科会诊，以便少走弯路，尽最大努力挽救患者生命。

　　本书涉及呼吸系统相关感染性疾病 15 例，其主要内容涵盖：HIV感染者中并发其他各种肺部机会性感染，如结核分枝杆菌、隐球菌、巨细胞病毒、堪萨斯分枝杆菌等的诊断与治疗；HIV 感染者合并其他肺部疾患，如肺癌、气胸、肺栓塞、气道狭窄等的处理；其余病例为需要临床多学科参与鉴别诊断的疑难病例。

　　本书中的每个病例都对其所遇到的临床问题进行了讨论分析，对其中 1 ～ 2 个难点进行深入探讨，并对相关的临床指南及最新进展进行介绍，以拓宽医生的临床思维，提高诊疗水平。

　　本书诞生于新型冠状病毒感染疫情时期，感谢每一位编者的辛苦付出，但编写时间较为仓促及编者能力有限，纰漏之处在所难免，敬请各位同道批评指正。

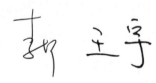

目　录

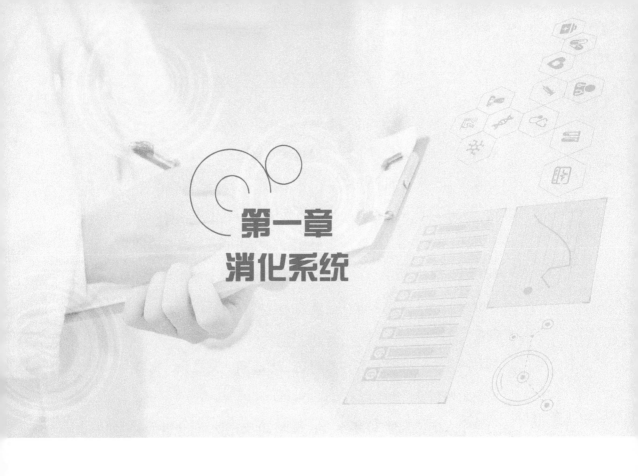

第一章 消化系统

病例 1　酒精性肝硬化伴食管胃静脉曲张

病历摘要

【基本信息】

患者，男性，56岁。主因"间断呕血、黑便3年余"入院。

现病史：患者3年余前突发呕血（鲜红色，量大且多）伴有黑便，并有明显心慌、乏力等不适，立即就诊于当地医院，考虑消化道大出血，给予积极对症处理后转入上级医院，完善检查后诊断为

1

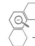

酒精性肝硬化，行胃镜检查提示食管胃底静脉曲张重度，住院期间行脾切除断流＋胆囊切除术。术后腹腔渗血，再次开腹可见胃出血，给予术中胃部止血治疗，未行胃切除手术。术中大量输血，术后恢复可，好转出院。出院后口服保肝药物 3 个月后自行停药。未再出现呕血、黑便等不适。1 年前自行于当地医院行胃镜检查，提示食管胃静脉曲张重度，未治疗。患者为行进一步胃镜检查及治疗就诊于我院。

既往史：无高血压、糖尿病、冠心病、艾滋病、梅毒、丙肝病史，无外伤史，有手术、输血史。

个人史：吸烟 30 年至今，每天 20 支；饮酒 30 年至今，每天摄入酒精量 80 g。适龄婚育，育有 1 子 1 女，配偶及子女体健。

家族史：否认家族遗传病史。

【体格检查】

体温 36.3 ℃，脉搏 80 次 / 分，呼吸 17 次 / 分，血压 130/70 mmHg。神志清楚，正常面容，查体合作，全身皮肤黏膜颜色正常，肝掌阳性，蜘蛛痣阳性，周围未见皮疹，皮肤无淤点、淤斑，无皮下出血，全身浅表淋巴结未触及异常肿大。双侧巩膜无黄染，角膜反射、对光反射灵敏，双肺呼吸音粗，未闻及干湿啰音及胸膜摩擦音。律齐，心脏各瓣膜区听诊无病理性杂音，腹部平坦、质软，无压痛、反跳痛及肌紧张，腹部未触及包块，肝、脾、胆囊未触及，Murphy 征阴性，麦氏点无压痛，双输尿管无压痛，肝叩击痛阴性，移动性浊音阴性。双下肢无肿大。

【辅助检查】

血常规：WBC 6.80×10^9 /L、RBC 3.35×10^{12} /L、HGB 119 g/L、MCV 106 fL、MCH 35.50 pg、MCHC 335 g/L。肝肾功能：ALT 23.7 U/L、

AST 49.0 U/L、TBIL 19.3 μmol/L、DBIL 9.8 μmol/L、TP 64.2 g/L、GGT 164.9 U/L、ALP 正常、CRP 7.4 mg/L、K^+ 3.06 mmol/L、Ca^{2+} 1.96 mmol/L、Mg^{2+} 0.73 mmol/L、eGFR 110 mL/（min · 1.73 m^2）、CERA（酶法）54.1 μmol/L。凝血功能：PT 12.9 s、TT 16.7 s，APTT、INR、FIB、PTA 正常。乙肝五项 + 丙肝抗体：HBc-Ab 2.87 S/CO。AFP、CEA、CA19-9、CA15-3 阴性。自身抗体谱：阴性。尿常规：阴性。粪便常规 + 潜血：潜血试验（OB）阳性。HbAlc 5.3%。免疫球蛋白 +C_3、C_4+RF+CER+ASO：IgA 5.48 g/L，C_3 0.77 g/L。

胸部正位片：右肺下野斑片模糊影，左肺上野小片影，炎症可能。

腹部 B 超：肝内多发低回声，肝硬化、腹腔积液，胆囊切除术后，右肾多发结石，右肾积液，脾脏切除术后。彩超（门静脉血流）门静脉高压血流改变。

超声心动图：LVEF 75%；各心腔内径正常；各房室壁厚度及运动正常；各瓣膜形态及结构未见明显异常。CDFI：收缩期三尖瓣房侧见少量反流信号，余瓣口未见明显异常血流；主动脉、肺动脉内径正常。检查结论：三尖瓣反流（轻度）。

腹部 CT（平扫 + 增强）+ 门静脉 CT 三维重建检查：肝左叶小结节状强化，恶性病变可能，建议 MR 进一步检查。肝硬化、脾切除术后，副脾，门静脉主干栓塞，少量腹腔积液，食管胃底静脉曲张。肝左叶钙化灶。胰头区斑点状钙化，右肾结石。

【诊断及诊断依据】

诊断：肝硬化伴食管胃静脉曲张、酒精性肝硬化失代偿期、脾切除断流术后、胆囊切除术后。

诊断依据：患者中年男性，长期饮酒（超过 5 年），有蜘蛛痣、肝掌阳性等临床表现，AST、GGT、TBIL、PT 升高，且 AST/ALT ＞ 2，肝硬化按 Child-Pugh 分级为 A 级，粪便潜血试验阳性，HGB 119 g/L、MCV 106 fL，提示消化道出血可能。完善腹部超声示肝硬化、腹腔积液；彩超（门静脉血流）门静脉高压血流改变；CT 示肝硬化、腹腔积液、食管胃底静脉曲张。排除嗜肝病毒现症感染、自身免疫性肝病、药物及中毒性肝损伤等；酒精性肝硬化诊断明确，存在门静脉高压、腹腔积液，肝功能为失代偿期，胃镜检查提示有食管胃底静脉曲张重度。病程中出现呕血、黑便，消化道大出血症状，食管胃静脉曲张破裂出血可能性大，曾行脾切除断流＋胆囊切除术，术后腹腔渗血，开腹可见胃出血，予以术中胃部止血、保肝治疗，后复查胃镜提示食管胃静脉曲张重度，故诊断明确。

【治疗经过】

入院完善相关检查，患者肝硬化伴食管胃静脉曲张、酒精性肝硬化失代偿期诊断明确。

一般治疗：入院予以半流食，进行健康宣教，嘱患者戒酒，警惕戒断反应，监测尿量。

对症支持治疗：入院予以奥美拉唑 40 mg ivgtt q12h 抑酸、还原型谷胱甘肽 2.4 g ivgtt qd、多烯磷脂酰胆碱 20 mL ivgtt qd 保肝；轻度低钾血症，口服枸橼酸钾 2.9 g tid 补钾。

内镜下治疗：入院行第一次电子胃镜（图 1-1-1）治疗：E-E-1-2，F2，食管静脉曲张重度，贲门周围血管离断术，食管静脉硬化术，且术后予以头孢美唑 2 g q12h ivgtt 应用 3 天预防感染；无发热、腹痛、腹胀。1 周后复查，进行第二次胃镜（图 1-1-2）治疗：E-E-1-2，F1，食管静脉曲张轻度，治疗后改变。患者术后恢复可，病情好转出院。

笔记

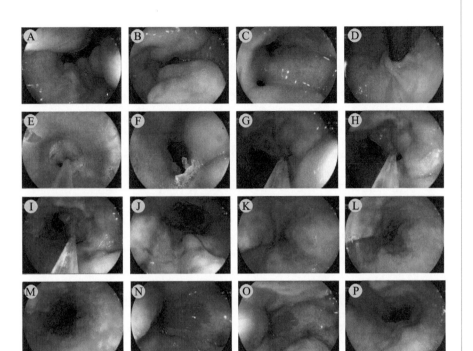

图 1-1-1　第一次胃镜下影像

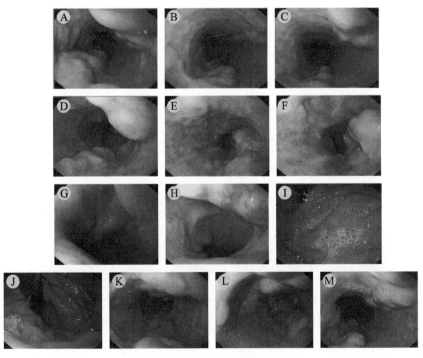

图 1-1-2　第二次胃镜下影像

【随访】

经治疗患者食管胃静脉曲张明显减轻，出院时查体：肺部听诊呼吸音清，心脏听诊律齐，未闻及病理性杂音，腹部质软，无压痛、反跳痛及肌紧张，双下肢无水肿，无黑便、鲜血便，小便正常。患者一般情况可，嘱患者戒酒，带药出院，定期复查血常规、肝肾功能、凝血功能，半年后复查胃镜、CT、腹部超声。

病例分析

该患者中年男性，慢性病程，有长期饮酒史（超过 5 年）；同时有蜘蛛痣、肝掌阳性等临床表现，AST、GGT、TBIL、PT 升高，且 AST/ALT > 2；影像学提示存在门静脉高压、腹腔积液，肝功能为失代偿期，可除外嗜肝病毒现症感染、自身免疫性肝病、药物及中毒性肝损伤等，酒精性肝硬化诊断明确，胃镜检查提示有食管胃底静脉曲张重度。病程中出现呕血、黑便、消化道大出血症状，酒精性肝硬化并发食管胃静脉曲张破裂出血可能性大，曾行脾切除断流＋胆囊切除术，术后腹腔渗血，开腹可见胃出血，予以术中胃部止血、保肝治疗，后复查胃镜提示食管胃静脉曲张重度。此次入院后予以半流食、戒酒宣教等一般治疗，抑酸、保肝、补钾等对症治疗，完善相关检查，肝硬化按 Child-Pugh 分级为 A 级，粪便潜血试验阳性，HGB、MCV 降低，提示消化道出血可能；行内镜下治疗，预防性抗感染，1 周后复查内镜示食管胃静脉曲张轻度。

酒精性肝病是由于长期大量饮酒导致的肝脏疾病，早期常表现为脂肪肝，进而可发展为酒精性肝炎、肝纤维化和肝硬化，严重时可诱发广泛的肝细胞坏死，甚至肝衰竭。酒精性肝硬化需要在酒精性肝病诊断基础上，且有肝硬化临床表现和影像学改变。肝穿刺活检是诊断酒精性肝硬化的金标准，显示肝小叶结构完全毁损，代之以假小叶形成和广泛纤维化，为小结节性肝硬化。治疗上，完全戒酒是酒精性肝病最主要和最基本的治疗措施；在此基础上加强营养；根据病情个体化应用药物抗炎保肝治疗；积极处理酒精性肝硬化的并发症（如食管胃底静脉曲张破裂出血、自发性细菌性腹膜炎，肝性脑病和肝细胞肝癌等）；严重酒精性肝硬化且无其他脏器的严重酒精性损害，戒酒 3～6 个月可考虑肝移植治疗，可以提高患者的生存率。

食管胃静脉曲张的存在与肝脏疾病严重程度相关，可按照 Child-Pugh 分级系统评分肝硬化严重程度。急性静脉曲张出血常与胃肠道细菌易位及动力障碍引起的细菌感染有关，研究发现预防性应用抗生素可降低细菌感染，降低静脉曲张再出血，提高生存率。食管胃静脉曲张破裂出血（esophageal varices bleeding，EVB）的防治包括：①预防首次 EVB（一级预防）；②控制急性 EVB；③预防再次 EVB（二级预防）；④改善肝脏功能储备。

食管胃静脉曲张破裂出血防治重视病因治疗，肝硬化在一级预防、控制急性 EVB、二级预防时应注意患者白蛋白水平，及时补充人血白蛋白；胃镜是诊断食管胃静脉曲张的金标准，重度曲张静脉或有红色征是预防性套扎的指征。根据 LDRf 分型进行监测和治疗时机选择：① Rf0，D0.3：（一级预防）不治疗，每年 1 次内镜检查。② D1.0：择期 EVL，或每半年 1 次内镜检查（B1）。③ D1.5：食管静脉曲张择期内镜下硬化剂治疗 + 贲门部组织胶注射，或每 3 个月到半年 1 次内镜检查；食管以外曲张静脉组织胶注射，或每 3 个月到半年 1 次内镜检查（C2）。④ Rf1：3 个月内进行治疗。特利加压素、生长抑素及奥曲肽辅助内镜治疗，可提高内镜治疗的安全性和

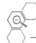
效果，降低内镜治疗后近期再出血率。内镜下硬化剂治疗和曲张静脉套扎术可以有效地控制约 90% 患者的出血，内镜下套扎术较硬化剂治疗止血率高，再出血率低，副作用更少，在死亡率上两者无差异，但在严重活动性出血的患者中，内镜下套扎术比硬化剂治疗更难操作。在内镜和药物治疗失败后，可选择经颈静脉肝内门体分流术（transjugular intrahepatic portosystemic shunt，TIPS）；而气囊压迫的使用日益减少，因为在排气后再出血的风险很高，而且有发生严重并发症的风险，但可为随后进行胃镜检查和 / 或 TIPS 争取时间；且药物联合内镜治疗较单独内镜治疗能更好地止血。该患者肝硬化静脉曲张急性出血已恢复，可长期内镜下治疗，根据《肝硬化门静脉高压食管胃静脉曲张出血防治指南（2022）》，每 3 ～ 6 个月对复发的静脉曲张行内镜下套扎术或硬化剂治疗术。因此，胃镜不仅是食管胃静脉曲张诊断的金标准，而且在内镜治疗和随访预防再出血中发挥重要作用，从而降低死亡率。

李坪教授病例点评

在国内外内镜分型中，尚未把这种类型归纳其中，原因是较为少见，尤其是单支来源血管的情况。在我院收治的患者中，曾出现过单支来源和单支流出的病例，当时由于内镜经验不足，未能处理这样的血管，外科手术也未进行，患者在 1 个月后大出血去世。如果，对那位患者在来源血管穿入食管的部位进行精准的组织胶注射，剩下血管套扎或硬化剂注射，应该能取得良好疗效。食管高位支静脉曲张，也可以有单支来源和多支流出血管情况，如这例患者；也可以是多支来源和多支流出血管情况。高位支静脉曲张可以单独存在，也可以混在

笔记

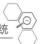

食管胃连通型的静脉曲张中，对临床治疗多有迷惑；还可以在其他类型静脉曲张内镜治疗后再次出现高位支，这表明门静脉高压持续存在的情况下，消化道静脉曲张可以依次出现在多部位。

【参考文献】

1. 中华医学会肝病学分会脂肪肝和酒精性肝病学组. 中国医师协会脂肪性肝病专家委员会. 非酒精性脂肪性肝病防治指南（2018更新版）. 中华肝脏病杂志，2018，26（3）：195-203.

2. 2014世界胃肠病学组织全球指南：食管静脉曲张. [2014-01-30]. https://www.worldgastroenterology. org/guidelines/esophageal-varices/esophageal-varices-mandarin.

3. HOU M C，LIN H C，LIU T T，et al. Antibiotic prophylaxis after endoscopic therapy prevents rebleeding in acute variceal hemorrhage：a randomized trial. Hepatology，2004，39：746-753.

4. BERNARD B，GRANGE J D，KHAC E N，et al. Antibiotic prophylaxis for the prevention of bacterial infections in cirrhotic patients with gastrointestinal bleeding：a meta-analysis. Hepatology，1999，29：1655-1661.

5. 徐小元，丁惠国，贾继东，等. 肝硬化门静脉高压食管胃静脉曲张出血的防治指南. 中国肝脏病杂志（电子版），2016，8（1）：1-18.

6. 肝硬化门静脉高压食管胃静脉曲张出血防治指南（2022）. [2022-09-01]. https://mp.weixin.qq.com/s?src=11&timestamp=1663303856&ver=4047 & signature=X4Z3RJce4BlV85NpJYmuK35*dB03xq*06PQZhGnpYLWJbLDrtZjHA5pGb4Q82TE2SWhLFjnJ840lIpuUH2rJWQr7x433dxVeONGH5H1k8saBRUSONkE0FM*ZVBfcasB&new=1.

7. VILLANUEVA C，PIQUERAS M，ARACIL C，et al. A randomized controlled trial comparing ligation and sclerotherapy as emergency endoscopic treatment added to somatostatin in acute variceal bleeding. J Hepatol，2006，45：560-567.

（杨君茹　整理）

病例 2 乙型肝炎肝硬化食管静脉硬化术后顽固性食管狭窄的内镜下治疗

病历摘要

【基本信息】

患者，女性，46岁。主因"间断呕血、黑便1年，进食哽噎1个月"入院。

现病史：患者于1年前无明显诱因出现呕吐暗红色血液伴有胃内容物，量约400 mL，排柏油样黑便1次，伴头晕、乏力。胃镜检查提示食管胃静脉曲张重度，胃底静脉见白色血栓头，考虑食管胃静脉破裂出血，于胃底静脉内注射组织胶1.0 mL和聚桂醇4 mL，食管静脉内分4点注射聚桂醇36 mL（图1-2-1）。治疗后1周复查胃镜并再次给予食管静脉硬化治疗。2个月前再次出现呕血、黑便，胃镜检查提示贲门静脉破裂出血，先后给予胃底静脉组织胶栓塞及食管静脉聚桂醇硬化治疗2次。1个月前开始出现进食哽噎症状并逐渐加重，近1周只能进食少量流食。近1个月体重下降约3 kg，大便量少，睡眠一般。

既往史：HBsAg阳性20年，未定期复查及规律诊治。1年前因腹胀就诊，诊断乙肝肝硬化失代偿期，腹腔积液，开始服用恩替卡韦抗病毒治疗。否认高血压、糖尿病病史，否认手术、外伤史。

个人史：无烟酒嗜好，已婚，育有1子。

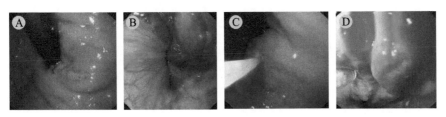

A. 胃底静脉破口；B. 食管静脉曲张重度；C. 胃底组织胶治疗；D. 食管静脉硬化治疗。

图 1-2-1 食管胃静脉曲张破裂出血后镜下所见及治疗

【体格检查】

体温 36.4℃，脉搏 82 次 / 分，呼吸 18 次 / 分，血压 95/60 mmHg。发育正常，体形适中，慢性病容，中度贫血貌，神志清楚，皮肤、巩膜无黄染，肝掌及蜘蛛痣阳性，全身皮肤未见淤点、淤斑，浅表淋巴结无肿大。双肺呼吸音清，未闻及干湿啰音，心率 82 次 / 分，律齐，无杂音。腹软，全腹无压痛、反跳痛。肝脏未触及，脾肋下 6 cm 可触及，腹部移动性浊音阳性，肠鸣音正常，双下肢无水肿，四肢肌力、肌张力正常，病理征阴性。

【辅助检查】

血常规：WBC 4.65×10^9/L，NE% 88.41%，RBC 3.06×10^{12}/L，HGB 67.5 g/L，PLT 26.0×10^9/L。

血生化：ALT 27.3 U/L，AST 39.8 U/L，TBIL 14.5 μmol/L，DBIL 5.6 μmol/L，总蛋白 46.1 g/L，白蛋白 23.4 g/L，CHE 2113 U/L，GGT 11.8 U/L，ALP 29.5 U/L。BUN 7.09 mmol/L，CRE 53 μmol/L。

CHOL 2.32 mmol/L，TG 0.31 mmol/L。

凝血组合：PT 15.1 s，PTA 43%。

乙肝系列：HBsAg（＋），抗 -HBs（－），HBeAg（＋），抗 -HBe（－），抗 -HBc（＋）。

乙肝病毒量：HBV-DNA 5.08×10^6 U/mL。

自身免疫性肝病抗体均阴性。

肿瘤系列：甲胎蛋白 4.4 ng/mL，癌胚抗原 2.8 ng/mL，CA19-9 14.9 U/mL。

心电图：窦性心律，大致正常心电图。

胸部 X 线片：双侧胸腔积液。

腹部超声：肝硬化，脾大（厚47 mm，肋下70 mm），腹腔积液，右侧胸腔积液。门静脉血管：门静脉主干 12 mm。

胃镜检查：食管胃静脉曲张基本消失，食管下段距门齿约 35 cm 处见食管狭窄，狭窄部管腔直径约 2 mm。

【诊断及诊断依据】

诊断：乙型肝炎肝硬化失代偿期、食管静脉硬化术后食管狭窄、低蛋白血症、腹腔积液、胸腔积液、脾大、脾功能亢进、中度贫血。

诊断依据：①乙型肝炎肝硬化失代偿期：患者中年女性，既往乙肝病史明确。主要临床表现为反复呕血、黑便。阳性体征有贫血貌、肝掌、蜘蛛痣、脾大、腹部移动性浊音阳性。化验提示中度贫血、凝血障碍、白蛋白低、乙肝阳性、HBV-DNA 高。腹部超声提示肝硬化、脾大、腹腔积液。综上所述，诊断乙型肝炎肝硬化失代偿期明确。目前合并低蛋白血症、腹腔积液、胸腔积液、脾大、脾功能亢进等并发症。贫血考虑与多次消化道出血及脾功能亢进有关。②食管静脉硬化术后食管狭窄：患者进食哽噎，胃镜检查显示食管下段狭窄，狭窄处管腔直径约 2 mm，符合食管狭窄诊断。患者 1 年来因食管胃静脉曲张破裂出血反复多次接受了食管静脉硬化治疗，考虑为硬化术后并发症。

笔记

【治疗经过】

入院后胃镜检查显示食管静脉曲张基本消失，食管下段距门齿约 35 cm 处见瘢痕狭窄，狭窄部管腔直径约 2 mm，应用 CRE 球囊扩张至 18 mm，扩张后黏膜渗血，使用无水酒精止血（图 1-2-2）。扩张后患者进食困难症状明显好转，可进食半流食后出院。此后 3 个月内因进食困难症状先后进行了 5 次球囊扩张术，扩张至 18 ～ 20 mm，扩张后进食困难症状可缓解，但仍有症状反复。

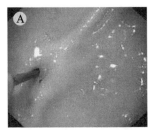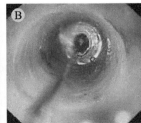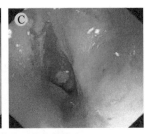

A. 扩张前的食管狭窄；B. 食管狭窄球囊扩张；C. 扩张后的食管狭窄。

图 1-2-2 食管狭窄镜下所见及球囊扩张治疗

由于患者进食困难症状反复，在进行了 5 次球囊扩张后采用了食管支架置入术，术后其进食困难症状明显改善，主要副作用为反酸、胃灼热症状，服用质子泵抑制剂及胃动力剂可缓解症状。半年后再次出现进食哽噎症状，胃镜检查显示支架近端黏膜增生狭窄，给予电凝切除增生组织，并取出支架。此后 1 年内间断进行了 4 次球囊扩张及支架置入治疗，治疗后患者进食困难症状可缓解，但仍反复。

经临床讨论考虑患者为顽固性食管狭窄，应用尖端绝缘（insulated tip，IT）刀对狭窄瘢痕进行放射状切开，并切除部分瘢痕组织（图 1-2-3），切开术后症状可迅速缓解，可进半流食。2 个月后复查胃镜显示食管狭窄较前改善，予以第 2 次切开治疗，此后可逐渐恢复固体饮食。

笔记

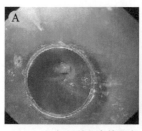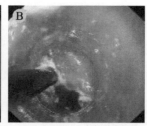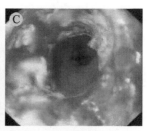

A. 切开前的食管狭窄；B. IT 刀放射状切开食管狭窄；C. 切开后的食管狭窄。

图 1-2-3　多次扩张及支架置入治疗后的食管狭窄及切开治疗

继续服用恩替卡韦抗病毒治疗，经补充白蛋白、利尿等治疗后低蛋白血症得到纠正，胸腔积液、腹腔积液消失。

【随访】

内镜下切开治疗后随访至今 7 年余，患者可缓慢进食固体食物，偶有轻度进食哽噎症状，治疗 4 年后复查胃镜显示食管轻度狭窄（图 1-2-4）。患者体重增加，血红蛋白 110 g/L，白蛋白正常，HBV-DNA 测不出，胸腔积液、腹腔积液消失。

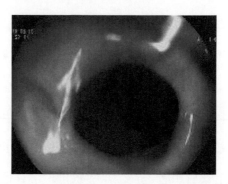

图 1-2-4　食管狭窄切开治疗 4 年后镜下改变

病例分析

食管胃静脉曲张破裂出血（esophageal varices bleeding，EVB）是肝硬化失代偿期患者致命性并发症，一旦发生，可危及生命，如果不进行积极治疗，1 年内约 60% 患者再发出血。内镜下治疗是 EVB 的一线治疗方案，其目标是控制急性出血及预防再次出血，其治疗方法包括食管静脉硬化治疗（endoscopic injection sclerotherapy，EIS）和套扎治疗。食管狭窄是 EIS 术后并发症之一，病理机制可能与局部化学性炎症、溃疡及纤维化有关。

食管良性狭窄的治疗包括内镜下扩张、支架置入、切开及外科手术治疗等。扩张术为食管良性狭窄的传统治疗方法，多数患者扩张治疗有效，但是复发率高，约 40% 的患者需要多次扩张。支架置入主要应用于扩张治疗效果不佳的顽固性食管良性狭窄患者，支架移位、支架两端黏膜增生、胸痛等并发症限制了支架的使用。IT 刀切开治疗最早报道用于食管 Schatzki 环，此后有研究显示顽固性食管狭窄的患者采用切开治疗获得了良好的临床疗效。

至今，国内外指南及共识意见对 EIS 后食管狭窄尚未提出标准治疗方法。本例患者首先采用了球囊扩张治疗，3 个月内接受了 5 次扩张治疗。因为临床疗效不佳而采用了支架置入术，支架置入后症状缓解持续时间较长，但半年后经历了支架取出困难及近端黏膜增生的困境，取出支架后又接受了多次扩张治疗。患者 2 年内共接受了 9 次扩张和 2 次支架置入，仍有进食困难症状，随后采用了 2 次 IT 刀切开治疗，最终获得了长期的症状缓解。本例 EIS 后食管狭窄治疗难度大，先后采用了扩张、支架置入及切开 3 种内镜下治疗手段方可取得长期症状缓解，考虑与食管狭窄的程度严重有关。

📋 李坪教授病例点评

本例患者因 EVB 接受多次硬化治疗后出现了食管狭窄，经过多次扩张、支架置入及切开治疗最终取得了长期症状缓解。临床工作中需高度警惕硬化治疗可能会导致食管狭窄并发症，内镜下扩张治疗是一线治疗手段，严重狭窄的患者可能需要多种治疗方法的联合应用。切开治疗作为新的治疗食管狭窄的内镜技术，其治疗 EIS 后食管狭窄的患者是否优于传统的扩张治疗尚需进一步的临床研究证实。

【参考文献】

1. 中华医学会肝病学分会，中华医学会消化病学分会，中华医学会内镜学分会. 肝硬化门静脉高压食管胃静脉曲张出血的防治指南. 临床肝胆病杂志，2016，32（2）：203-219.

2. 中华医学会消化内镜学分会，消化内镜隧道技术协作组，中国医师协会内镜医师分会，等. 中国食管良恶性狭窄内镜下防治专家共识（2020，北京）. 中华消化内镜杂志，2021，38（3）：173-185.

3. RASKIN J B, MANTEN H, HARARY A, et al. Transendoscopic lectrosurgical incision of lower esophageal（Schatzki）rings：a new treatment modality. Gastrointest Endosc，1985，31：391-393.

4. DAOUD N D, GHOZ H, MZAIK O, et al. Endoscopic management of luminal strictures：beyond dilation. Dig Dis Sci，2022，67（5）：1480-1499.

5. SIERSEMA P D. How to approach a patient with refractory or recurrent benign esophageal stricture. Gastroenterology，2019，156：7-10.

6. ZHANG Z C, XU J Q, XU J X, et al. Endoscopic radial incision versus endoscopic balloon dilation as initial treatments of benign esophageal anastomotic stricture. J Gastroenterol Hepatol，2022，37（12）：2272-2281.

（梁秀霞　整理）

病例 3 乙型肝炎肝硬化伴脾肾胃灼热分流的食管胃静脉曲张破裂出血的内镜下治疗

病历摘要

【基本信息】

患者，女性，67 岁。主因发现乙肝"大三阳"30 年，肝硬化 4 年，黑便 2 天入院。

现病史：患者 30 年前体检发现乙肝"大三阳"，未进一步检查评估病情，未行任何治疗，未予以特殊重视。4 年前再次体检查病毒载量升高（具体不详），并完善相关检查明确诊断为乙肝肝硬化，开始服用恩替卡韦 0.5 mg qn 抗病毒治疗，病毒转阴后仍延续应用恩替卡韦 0.5 mg qn 维持治疗。入院 2 天前无明显诱因出现黑便，呈柏油样便，共 2 次，总量约 1 kg，伴有明显乏力、头晕、头胀，无呕血、意识不清、晕厥等不适。立即就诊于我院。消化道出血诊断明确，给予禁食、输血、止血、补充血容量、对症支持治疗后，行急诊胃镜（图 1-3-1）：食管胃静脉曲张破裂出血后，脾肾分流？胃角溃疡（A1 期）。给予 LOOP+ 组织胶注射治疗（金属夹标记血管），完善门静脉 CT 重建，1 周后复查。为进一步诊治收入我科住院治疗。

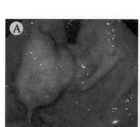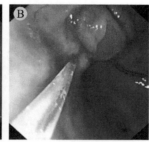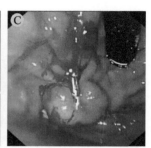

A. 术前；B. 术中；C. 术后。

图 1-3-1　急诊胃镜治疗

既往史： 高血压病史 4 年，血压最高 170/90 mmHg，口服替米沙坦 80 mg qd 治疗，监测血压控制在正常范围。2 型糖尿病病史 3 年，口服二甲双胍 80 mg tid 治疗，未监测血糖。否认其他疾病史。

个人史： 否认烟酒史，育有 2 子 1 女，子女均为乙肝患者。

家族史： 有慢性乙肝家族史，其父死于肝癌。哥哥及弟弟均为乙肝患者。

【体格检查】

体温 36.5℃，脉搏 96 次/分，呼吸 18 次/分，血压 100/60 mmHg。发育正常，体形适中，慢性肝病面容，精神不振，神志清楚，平车推入病房。全身皮肤、巩膜无黄染，肝掌及蜘蛛痣阳性，全身未见淤斑、淤点及皮下出血，全身浅表淋巴结无肿大。双侧巩膜无黄染，睑结膜苍白，口唇苍白。心肺查体未见明显异常。腹部膨隆，腹软，全腹无压痛、反跳痛及肌紧张。肝脾于肋下未触及肿大，叩诊呈鼓音，移动性浊音阳性，肠鸣音正常，3～4 次/分，未闻及高调肠鸣音及金属音。双下肢无水肿。其余查体无异常。

【辅助检查】

血常规：RBC 1.83×10^{12}/L，HGB 47.20 g/L，HCT 15.42%，PLT 67×10^9/L。肝功能：ALB 29.1 U/L。凝血功能：PT 15.60 s，PTA 64.00%。

笔记

其余血清学检查结果均未见异常。腹部超声：肝硬化、脾大、少量腹腔积液，肝内多发低回声。腹部增强 CT：肝硬化、脾大、食管下段 – 胃底静脉曲张、脾肾分流、腹腔积液；肝内多发小囊肿，右肾囊肿。心电图正常。

【诊断】

食管胃静脉曲张破裂出血、乙肝肝硬化失代偿期、门静脉高压伴脾肾分流、脾大伴脾功能亢进、重度贫血、低蛋白血症、腹腔积液、胃角溃疡（A1 期）、高血压病 2 级（高危）、2 型糖尿病。

【治疗经过】

入院后给予患者短暂禁食，生长抑素持续泵入降低门静脉压力，质子泵抑制剂抑酸，输血纠正贫血，补液补充血容量，输入白蛋白纠正低蛋白血症，预防感染、抗病毒、利尿、加强对症支持等治疗后，复查 RBC 2.85×10^{12}/L，HGB 85.30 g/L，HCT 24.35%，PLT 78×10^9/L；ALB 35.70 U/L；PT 13.0 s，PTA 83.00%。患者血红蛋白明显上升，贫血改善；低蛋白血症得到纠正；凝血功能改善。患者一般情况改善后，选择继续进行内镜下序贯治疗静脉曲张，1 周后内镜下应用组织胶联合聚桂醇将残余胃底静脉曲张栓塞治疗（图 1-3-2）。术后连续 3 天给予流食、抑酸、降低门静脉压力、预防感染治疗。3 天后恢复软食，复查腹部 CT+ 门静脉重建未见明显异位栓塞，脾肾分流支基本栓塞（图 1-3-3）。患者好转出院，出院后继续抑酸、抗病毒、对症支持等治疗。

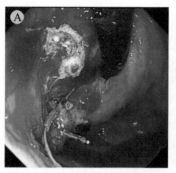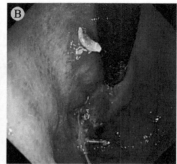

A. 术后 1 周；B. 术后 3 个月。

图 1-3-2　胃底静脉曲张内镜下序贯治疗

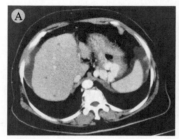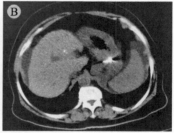

A. 术前；B. 术后。

图 1-3-3　复查腹部 CT

【随访】

术后 3 个月随访复查，继续内镜下序贯治疗，预防曲张静脉再次出血，术后给予 3 天流食、抑酸、预防感染治疗。每 3 个月随访 1 次至 1 年，1 年后因曲张静脉明显改善，改为半年复查胃镜，并行内镜下二级预防治疗。1 年后改为每年随访 1 次，曲张静脉基本消失。

病例分析

该病例为典型的慢性乙肝长期未予以规范治疗后进展至肝硬化失代偿阶段，并发食管胃静脉曲张破裂出血。该患者门静脉高压自发形成脾肾分流，分流道在胃底迂曲形成巨大的静脉团，出血量大，病情凶险，死亡率高。既往采用常规组织胶栓塞治疗封堵破口，以及后续内镜下序贯治疗预防曲张静脉再出血，易并发异位栓塞。一旦发生肺、脑、肾等重要脏器的栓塞后死亡率较高。我们采用改良内镜下组织胶栓塞治疗，应用LOOP联合金属夹减缓部分血流流速，减小异位栓塞的风险。

李坪教授病例点评

我们回顾性分析了此方法与常规组织胶栓塞的治疗效果，再出血率无明显统计学差异，但未再发生异位栓塞。对于肝硬化门静脉高压伴有巨大脾肾分流、胃肾分流的患者，如无条件开展TIPS、球囊导管闭塞下逆行性静脉栓塞术、肝移植等治疗，选择改良组织胶内镜下治疗是提高静脉曲张破裂出血生存率、减少再出血、降低致死性并发症发生率、挽救患者生命、改善患者生活的有效方式。

【参考文献】

1. LESMANA C R A, RAHARJO M, GANI R A. Managing liver cirrhotic complications: overview of esophageal and gastric varices. Clin Mol Hepatol, 2020, 26（4）: 444-460.

2. DE F R. Portal hypertension Ⅶ. Proceedings of the Ⅶ th Baveno consensus workshop: personalized care in portal hypertension. New York, USA: Springer, 2022.

3. NORTHUP P C, GARCIA-PAGAN J C, GARCIA-TSAO G, et al. Vascular liver disorder, portal vein thrombosis, and procedural bleeding in patients with liver disease: 2020 practice guidance by the American association for the study of liver disease. Hepatolgoy, 2021, 73（1）: 366-413.

（艾正琳　整理）

病例 4　内镜结合介入治疗乙肝肝癌合并食管胃底静脉曲张

病历摘要

【基本信息】

患者，女性，70 岁。主因"发现 HBsAg 阳性 26 年余，肝癌切除术后 12 年"入院。

现病史：26 年前患者发现乙型肝炎表面抗原阳性，反复肝功能异常，未规律诊治。16 年前行经皮经肝胃冠脉栓塞术。11 年前 CT 提示肝占位，考虑为"原发性肝癌"，行"肝部分切除＋肝癌射频消融术"。10 年前复查肝癌复发，多次行肝动脉化疗栓塞术（transhepatic arterial chem otherapy and embolization，TACE）及射频消融治疗（radiofrequency ablation，RFA）。现为进一步检查治疗收入我院中西医结合科。

既往史：无高血压、糖尿病、冠心病、艾滋病、梅毒、丙肝病史，无外伤史，有手术、输血史。

个人史：否认吸烟、饮酒史。已婚已育。

家族史：否认家族遗传性疾病史。

【体格检查】

体温 36.3℃，脉搏 76 次 / 分，呼吸 20 次 / 分，血压 123/76 mmHg。患者发育正常，肝病面容，神志清楚，皮肤、巩膜无黄染，肝掌阳性，双肺呼吸音清，未闻及干湿啰音及胸膜摩擦音。心律齐，各瓣膜听诊区未闻及病理性杂音，腹部平坦，右上腹可见手术瘢痕，全腹无压痛及反跳痛，腹部未触及包块，肝、脾、胆囊未触及，Murphy 征阴性，麦氏点无压痛，移动性浊音阴性，肠鸣音正常，全腹部未闻及血管杂音。双下肢无水肿，四肢肌力、肌张力正常，神经系统病理征阴性。

【辅助检查】

血常规：WBC 3.03×10^9/L，NE% 7.6%，RBC 3.69×10^{12}/L，HGB 123 g/L，PLT 107×10^9/L。凝血功能：PT 12.9 s，PTA 77%。肝功能：ALT 31.8 U/L，AST 35.9 U/L，TBIL 8.6 μmol/L，DBIL 3.2 μmol/L。肿瘤系列：ProGRP 78.7 pg/mL。HBV-DNA 未检测到。乙肝五项：HBsAg 29.84 U/mL，HBeAg 0.41 S/CO，抗 -HBe 1.56 S/CO，抗 -HBc 9.24 S/CO。丙肝抗体阴性，梅毒阴性，HIV 抗体阴性。

腹部 CT 平扫＋增强：治疗后病灶边缘强化结节灶，较前片显示清晰，建议定期复查；肝脏一过性强化，大致同前，建议复查；肝硬化，脾大，胃底静脉曲张，脾肾分流；胰腺体部囊性灶，胰腺导管内乳头状黏液肿瘤？或其他？建议复查或进一步检查。

腹部 B 超：肝硬化合并肝内实性占位（肝癌、切口旁新发病灶）；肝右叶隔顶区稍低回声（考虑射频术后改变）；肝脏部分切除术后；脾大；少量腹腔积液。

超声心动图：LVEF 75%，各心腔内径正常，各房室壁厚度及运动正常，各瓣膜形态及结构未见明显异常。CDFI：收缩期三尖瓣房侧见少量反流信号，余瓣口未见明显异常血流；主动脉、肺动脉内径正常。检查结论：三尖瓣反流（轻度）。

【诊断】

原发性肝癌、肝部分切除术后、TACE 及 RFA 术后、肝炎肝硬化（乙型、活动性、失代偿期）、脾功能亢进、食管胃底静脉曲张重度、胃食管反流、肠道菌群失调、2 型糖尿病。

【治疗经过】

2003 年行胃镜检查：食管胃底静脉曲张中－重度（G-E-2-2，G-G-1-1，IGV1+GOV1），予以七连发套扎器套扎治疗（图 1-4-1），套扎后曲张静脉基本消失。术后患者无呕血、黑便、发热等不适。行经皮经肝胃冠脉栓塞术，术前造影可见胃冠状静脉增粗、迂曲，术后造影未见胃冠状静脉显影。2 周后复查胃镜（图 1-4-2）：电子内镜进至十二指肠降部。食管贲门：套扎＋栓塞术后，食管静脉曲张消失，套扎部位食管浅溃疡基本愈合，贲门套扎部位浅溃疡形成。胃底：残留静脉曲张轻度，呈轻度迂曲状。胃黏膜光滑柔软，橘红色，红白相间，以红色为主。胃角：弧形，黏膜光滑柔软，橘红色，红白相间，以红色为主。胃腔：分泌物适量，灰白色。蠕动：正常。幽门：圆形，开闭自然，皱襞光滑柔软，橘红色，未见反流。十二指肠球部：黏膜光滑，无充血、糜烂和溃疡。腹部 CT：肝右前叶低密度灶，肝硬化，脾大，食管下段及胃底静脉曲张，胃冠状静脉栓塞术后。复查胃镜：胃底静脉曲张轻度，慢性浅表性胃炎，HP（＋）。因考虑原发性肝癌，行"肝部分切除＋肝癌射频消融术"（图 1-4-4 右）。2009 年9 月复查胃镜示食管静脉曲张轻度，胃底静脉实变。2010 年 4 月因CT 提示肝内异常强化灶，针对肝癌复发，行 TACE 及 RFA（图 1-4-3、图 1-4-4）。2010 年 8 月 9 日胃镜提示食管胃底静脉曲张轻度，行组织胶＋聚桂醇治疗。2011 年 2 月复查胃镜示胃镜提示食管胃底静脉曲张轻度。2011 年 3 月 10 日胃镜示食管下段静脉曲张轻度，分点注射聚桂醇 20 mL，喷洒康派特胶 1 支，胃底可见排胶溃疡基本愈合。因超声示"肝硬化合并肝内实性占位（肝 Ca、切口旁新发病灶）；肝右叶隔顶区稍低回声（考虑射频术后改变）肝脏部分切除术后；脾大；少量腹腔积液"。CT示"肝局部切除术后；肝右叶可见强化结节"，查 AFP 168.2 ng/mL，考虑肝癌复发，2011 年 9 月 19 日行 TACE 治疗；2011 年 10 月 14 日行 TACE/PVE 联合 RFA 治疗。为更好控制肿瘤进展，于 2012 年 7 月 6 日再次行 TACE 术。2013 年 1 月查 CT 提示肝左叶异常病灶较前增大，AFP 11.5 ng/mL，2013 年 1 月 19 日胃镜示食管静脉显露，分点注射聚桂醇共 14 mL，贲门静脉曲张轻度，注射组织胶 0.5Ml+ 聚桂醇 6 Ml。于 2013 年 1 月行 2 次（2013 年 2 月 23 日、2013 年 1 月 31 日）肝动脉化疗栓塞术及 CT 引导下微波消融术。2017 年 2 月 10 日复查胃镜（图 1-4-5）未见食管胃底静脉曲张复发，继续予以保肝、抗病毒、抗肿瘤等治疗。目前患者病情平稳。

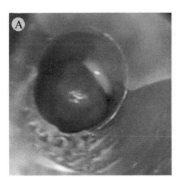
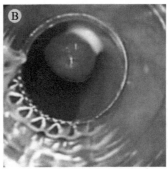

图 1-4-1　行胃镜下七连发套扎器套扎

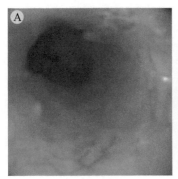
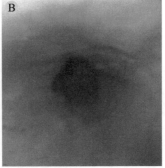

图 1-4-2　复查胃镜影像

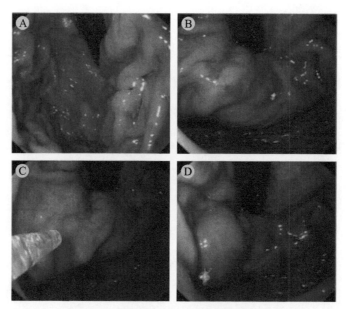

图 1-4-3　行 TACE 及 RFA 治疗胃镜下影像

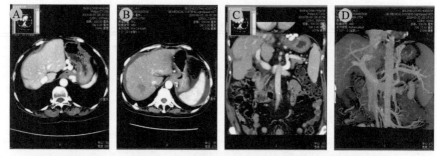

图 1-4-4　肝动脉化疗栓塞术及 CT 引导下微波消融术前后

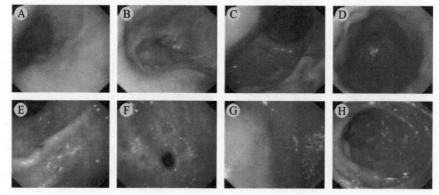

图 1-4-5　2017—2021 年复查胃镜未见食管胃底静脉曲张复发

【随访】

患者定期规律复查，2021年11月30日胃镜示食管胃底静脉曲张消失，未见复发，胃底静脉实变。患者无再出血，病情相对平稳。

病例分析

患者老年女性，慢性起病，长病程，原发性肝癌、肝癌切除术后、TACE及RFA术后、肝炎肝硬化（活动性、失代偿期、乙型）、脾大、食管胃底静脉曲张伴出血诊断明确，有内镜下治疗指征，多次规律内镜下食管胃底静脉曲张套扎联合组织胶治疗后，食管胃底静脉曲张消失，未见复发。食管胃静脉曲张破裂出血（esophageal and gastric varicosis bleeding，EGVB）是肝硬化门静脉高压的严重并发症，预防食管胃静脉曲张首次出血及再次出血、控制急性出血和改善肝脏功能是失代偿期肝硬化治疗的主要目的。指南推荐，内镜治疗是EGVB的一线治疗手段，尽管行急诊内镜下治疗，但再出血依旧是预后不良的最主要因素。尽管指南推荐标准治疗，即非选择性β受体阻滞剂联合规律的内镜下治疗，但事实上相当数量的患者很难做到规律内镜下治疗。标准的EGVB内镜下治疗需序贯治疗并长期随访直至静脉曲张消失，但大部分患者的依从性不佳，无法做到这一点。同时，内镜下治疗的疗效受患者基础肝静脉压力梯度水平、是否同时服用降低门静脉压力药物、基础疾病是否得到控制等多种因素的影响。食管静脉曲张治疗采用内镜下套扎的方式，若食管套扎后瘢痕明显不适合继续套扎，则选择内镜下硬化剂（聚桂醇）注射治疗；胃静脉曲张治疗采用聚桂醇-组织胶-聚桂醇"三明治"法。规律治疗的患者，初次内镜治疗后，每隔4周左右再次接受内镜下治疗，直至曲张静脉消失，并每隔 6 个月复查内镜，如有新发曲张静脉则再次接受内镜下治疗；非规律治疗的患者，接受初次内镜治疗后，未再接受内镜治疗，直至再次出血或失访。规律治疗的患者，若随访过程中再出血，建议患者行 TIPS 治疗，若患者不具备行 TIPS 治疗的条件或不愿意接受 TIPS 治疗，则再次行内镜下治疗。

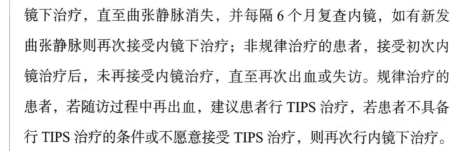

李坪教授病例点评

在门静脉高压的治疗中，刚开始国内以外科手术为主，符合手术条件的患者超过 60% 有 5 年以上生存率，内镜方法及介入方法均作为短期治疗手段。但是，本例患者经过适当的内镜治疗和介入治疗，其生存时间也超过 10 年，反复复查内镜，未见食管胃静脉曲张复发，其原因是胃腔外的脾肾分流血管代偿性扩张，将门静脉压力化解了，从而避免了食管胃静脉曲张的复发。因此，对于消化道腔外存在自发性分流的患者，内镜治疗会有一定的长远疗效。如果，患者的脾功能亢进不是非常严重，内镜结合介入治疗可以给患者提供长期生存的可能。

【参考文献】

1. SEO Y S. Prevention and management of gastroesophageal varices. Clinical and Molecular Hepatology, 2018, 24（1）：20-42.

2. GARCIA-TSAO G, BOSCH J. Varices and variceal hemorrhage in cirrhosis: a new view of an old problem. Clin Gastroenterol Hepatol, 2015, 13（12）：2109-2117.

3. LEE E W, SHAHROUKI P, ALANIS L, et al. Management options for gastric variceal hemorrhage. JAMA Surgery, 2019, 154（6）：540.

4. CABRERA L, TANDON P, ABRALDES J G. An update on the management of

笔记

acute esophageal variceal bleeding. Gastroenterol Hepatologia, 2017, 40（1）: 34-40.

5. MA J L, LI P, JIANG L, et al. Long-term outcomes of hepatectomy or radiofrequency ablation associated with splenectomy for the treatment of hepatocellular carcinoma and esophagogastric variceal bleeding. Asian Journal of Surgery, 2022, 45（8）: 1607-1609.

6. LIU B, LI G. Progress in endoscopic and interventional treatment of esophagogastric variceal bleeding. Disease Markers, 2022, 2022: 2940578.

7. DAI M, LV P, HU X, et al. Effect of remifentanil combined with sevoflurane inhalation anesthesia on coagulation function and postoperative recovery of patients undergoing endoscopic selective varices devascularization. American Journal of Translational Research, 2021, 13（8）: 9764-9770.

（张福阳　整理）

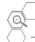

病例 5　钛夹联合组织胶治疗乙肝肝癌术后伴食管胃底静脉曲张

病历摘要

【基本信息】

患者，女性，64 岁。主因"发现 HbsAg 阳性 30 余年，肝部分切除术后 3 年余"入院。

现病史：患者乙型肝炎表面抗原阳性 30 余年，未规律诊治。2017 年 11 月于当地医院检查提示肝占位，考虑原发性肝癌，2018 年 3 月就诊于上海某医院行肝部分切除，病理提示肝细胞癌。2018 年 5 月发现肿瘤复发，2018 年 9 月行 TACE 治疗。2021 年 10 月复查腹部 MR 提示肝 S7 段病灶边缘可疑强化，因黑便就诊于当地医院，考虑上消化道出血予以内科保守治疗后出血停止。为进一步诊治就诊于我院介入科，以肝癌术后复发收入院。

既往史：否认高血压、冠心病、糖尿病病史。否认食物、药物过敏史。2018 年 3 月因肝占位行肝部分切除术，术中曾输血。

个人史：否认吸烟、饮酒史。已婚已育。

【体格检查】

体温 36 ℃，脉搏 89 次/分，呼吸 20 次/分，血压 126/76 mmHg。患者发育正常，肝病面容，神志清楚，皮肤、巩膜无黄染，肝掌阳性，双肺呼吸音清，未闻及干湿啰音及胸膜摩擦音。心律齐，各瓣膜听诊区未闻及病理性杂音，腹部平坦，右上腹可见手术瘢痕，全腹无压痛及反跳痛，腹部未触及包块，肝、脾、胆囊未触及，Murphy 征阴性，麦氏点无压痛，移动性浊音阴性，肠鸣音正常，全腹部未闻及血管杂音。双下肢无水肿，四肢肌力、肌张力正常，神经系统病理征阴性。

【辅助检查】

血常规：WBC 3.51×10^9/L，NE% 77.4%，RBC 2.92×10^{12}/L，HGB 101 g/L，PLT 47×10^9/L。凝血功能：PT 11.7 s，PTA 89%，APTT 36 s。肝功能：ALT 38.4 U/L，AST 44.9 U/L，TBIL 16.3 μmol/L，DBIL 6.6 μmol/L。乙肝系列：乙肝表面抗原阳性，乙肝 e 抗体阳性，乙肝核心抗体阳性。乙肝病毒定量小于 1.0×10^2 U/mL。丙肝抗体阴性，梅毒阴性，HIV 抗体阴性。甲胎蛋白 18.97 ng/mL。胃镜检查提示食管胃底静脉曲张重度。

【诊断】

原发性肝癌、肝部分切除术后、乙肝肝硬化失代偿期、食管胃底静脉曲张重度。

【治疗经过】

入院后给予常规保肝对症支持治疗，于 2021 年 10 月 9 日行胃镜检查提示食管胃底静脉曲张重度（G-E-2-2，G-G-1-1，IGV1+GOV1），予以金属夹 3 枚于胃底静脉曲张处夹闭血管，于胃底静脉曲张处分 2 点注射组织胶（聚桂醇 10 mL+ 组织胶 3 mL+ 碘油 4∶1 配比，一次性注射针 2 枚），胃底静脉曲张明显实变（图 1-5-1）。

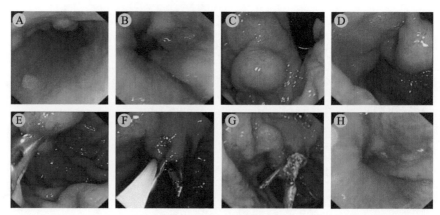

图 1-5-1　第一次胃镜治疗

术中及术后患者无特殊不适，术后完善腹部 CT 平扫（2021 年 10 月 11 日）：肝占位术后，局部肝组织缺如、肠系膜脂肪间隙密度增高、模糊。肝脏形态不规则，边缘呈结节状，肝 S4 可见一高密度结节，S7 见一低密度结节，直径约 2.7 cm。胆囊显示不清。肝内外胆管未见明显扩张。胰腺大小、形态和密度无明显异常，主胰管无明显扩张，周围脂肪间隙清晰。脾增大。双肾和肾上腺未见明显异常，双侧肾周筋膜未见明显增厚。胃底周围见迂曲高密度影。后腹膜未见明显肿大淋巴结影（图 1-5-2）。头颅 CT 平扫：颅内未见明显异常（图 1-5-3）。

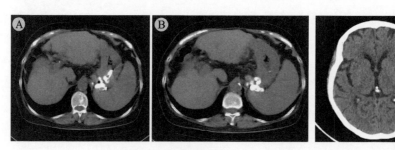

图 1-5-2　术后腹部 CT　　　　图 1-5-3　术后头颅 CT

胸部 CT 未见异位栓塞。1 周后复查胃镜（2021 年 10 月 15 日）：食管胃底静脉曲张轻度，胃底静脉曲张见金属夹残留，残留静脉曲张轻度。再次予以内镜下治疗：内镜下精准断流术＋食管静脉曲张硬化治疗，共使用聚桂醇 20 mL＋组织胶 1 mL（图 1-5-4）。

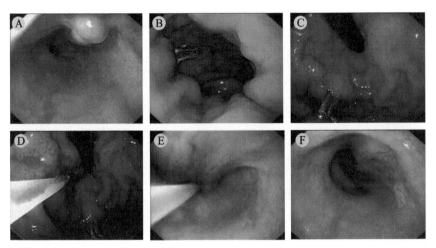

图 1-5-4　第二次胃镜治疗

术后患者无呕血、黑便、发热等不适，住院期间针对肝癌复发，于两次胃镜治疗期间行肝动脉化疗栓塞治疗（2021 年 10 月 13 日）。患者病情平稳，于 2021 年 10 月 19 日出院。

【随访】

2 个月后患者再次入院，于 2021 年 12 月 20 日再次行胃镜检查示食管胃底静脉曲张轻度，胃底静脉曲张明显实变，金属夹脱落，可见排胶溃疡形成，再次予以内镜下治疗（ESVD＋EIS），术后无发热、呕血、黑便，无异位栓塞等表现，好转出院。3 个月后随访，患者无再出血，病情相对平稳。

📋 病例分析

患者老年女性，既往乙肝病史明确，因肝占位行手术治疗，病理明确原发性肝癌，此次入院前复查发现肝癌复发，有上消化道出血病史，影像学明确肝硬化、脾大、食管胃底静脉曲张，有内镜下治疗指征。

李坪教授病例点评

　　EGVB 是肝硬化、肝癌的严重并发症，如果不采用特殊治疗，死亡率很高，既往治疗上主要依靠手术，随着内镜技术的发展，近年来越来越多的患者接受内镜下静脉套扎、硬化剂注射、ESVD 等微创治疗，能够直接观察胃底 – 食管曲张静脉的出血状况，微创下止血效果相对较满意。ESVD 是由本人等提出的一种新型内镜治疗方法，其指出食管胃底曲张的静脉并不是单个存在，而是像乱麻样彼此之间缠绕的片状血管网，故需准确地寻找食管 – 胃底静脉曲张的来源支，然后通过注入硬化剂和组织胶进行精确阻断，从而达到止血、改善曲张程度的目的。已有多项研究证实与传统内镜注射治疗相比，ESVD 对 EGVB 的短期疗效更加显著，能降低再出血发生率，缩短住院天数。但是，胃底静脉曲张在单纯组织胶治疗中容易并发异位栓塞，该病例初次治疗中选择金属夹夹闭静脉曲张后联合组织胶注射，有效避免异位栓塞发生，术后复查胃底静脉曲张实变，食管静脉曲张明显减轻，随访期间无再出血表现，治疗效果满意。

【参考文献】

1. DAI M, LV P, HU X, et al. Effect of remifentanil combined with sevoflurane inhalation anesthesia on coagulation function and postoperative recovery of patients undergoing endoscopic selective varices devascularization. American Journal of Translational Research, 2021, 13（8）：9764-9770.

2. LIU B，LI G. Progress in endoscopic and interventional treatment of esophagogastric variceal bleeding. Disease Markers，2022，2022：2940578.

3. MA J L，LI P，JIANG L，et al. Long-term outcomes of hepatectomy or radiofrequency ablation associated with splenectomy for the treatment of hepatocellular carcinoma and esophagogastric variceal bleeding. Asian Journal of Surgery，2022，45（8）：1607-1609.

4. 张晓庆. 内镜下精准食管胃静脉曲张断流术与传统序贯注射治疗食管胃底静脉曲张破裂出血的效果评价. 中国现代医生，2021，59（32）：102-104，108.

5. 蒋海根，魏姣姣，施杰民，等. 内镜下曲张静脉精准断流术与硬化剂注射术治疗肝硬化食管胃静脉曲张的疗效比较. 浙江医学，2020，42（20）：2193-2195，2199.

6. 黄安业，黄子成，陈相波. 内镜下精准食管胃底静脉曲张断流术治疗食管胃底静脉曲张破裂出血的临床观察. 医学理论与实践，2021，34（20）：3545-3547.

7. 罗永灵，黄浩杰，郑威，等. 内镜下精准断流术在食管胃静脉曲张出血中的应. 广东医学，2020，41（6）：638-641.

（林毅军　整理）

笔记

病例 6 乙型肝炎肝硬化胃底静脉曲张 组织胶治疗后无症状肺栓塞

病历摘要

【基本信息】

患者，男性，30岁。主因"发现乙肝病毒感染20年，呕血、血便1个月"入院。

现病史：患者20年前检查发现乙肝病毒感染，1个月前患者无明显诱因出现呕血、黑便，出血量大，就诊于当地医院，腹部超声提示肝硬化、脾大。行胃镜检查提示食管胃底静脉曲张，予以输血、止血等药物保守治疗后出血停止。20天前于我院门诊就诊，HBV-DNA 4.98×10^3 U/mL，开始口服恩替卡韦抗病毒治疗。为进一步诊治收入我院。

既往史：否认输血史，否认高血压、冠心病、糖尿病病史，否认食物、药物过敏史，否认手术、外伤史。父亲、弟弟均为乙肝病毒感染者。

个人史：无特殊，已婚，妻子及儿子体健，无烟酒等不良嗜好。

【体格检查】

体温36.5℃，脉搏69次/分，呼吸18次/分，血压115/67 mmHg。身高167 cm，体重68 kg。正常面容，肝掌、蜘蛛痣均阳性，皮肤黏膜无黄染，浅表淋巴结未触及肿大。心肺未见异常。腹部平坦，中上腹压痛阳性，反跳痛阴性，腹部未触及包块，肝、脾、胆囊未触及，Murphy 征阴性，麦氏点无压痛，双侧输尿管无压痛，肝区叩痛阴性。移动性浊音阴性。肠鸣音正常。双下肢无水肿。

【辅助检查】

肝肾功能：ALT 27.6 U/L，AST 34.7 U/L，TBIL 27.6 μmol/L，ALB 37.6 g/L，CHE 4157 U/L，UREA 5.7 μmol/L，CREA 67 μmol/L。血常规：WBC 1.88×10^9/L，RBC 3.48×10^{12}/L，HGB 106.0 g/L，HCT 32.60%，PLT 56.0×10^9/L。HBV-DNA 阴性。凝血功能：PT 16.5 s，PTA 55.0%，APTT 37.5 s，Fb 188.0 mg/dL，PT 比值 1.53，INR 1.53。

腹部超声：肝硬化，肝内低回声结节建议定期复查，脾大，胆囊增大、壁毛糙，胆汁淤积。

门静脉血流：门静脉系统内径：左支矢状部 9 mm，右支起始部 8 mm，门静脉主干 13 mm。其内透声可，CDFI：血流充盈尚可。PKV：6.2 cm/s，入肝血流。超声提示门静脉高压血流改变。

胸部 CT：右肺上叶微结节灶，大致同前，肉芽肿性结节？建议定期复查；右肺中叶及左肺上叶炎性病变，请结合临床；右肺下叶局限肺气肿；左侧胸腔少量积液。

腹部增强 CT+ 门静脉重建（图 1-6-1）：肝硬化、脾大、食管胃底静脉曲张，胃底 – 左肾静脉分流。

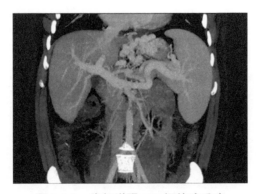

图 1-6-1 腹部增强 CT+ 门静脉重建

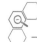
【诊断】

诊断：乙型肝炎后肝硬化（失代偿期）、食管胃底静脉曲张、脾大、脾功能亢进、贫血（轻度）。

诊断依据：患者青年男性，有明确长期乙型肝炎病毒感染病史，同时有乙型肝炎病毒感染家族聚集现象，既往未规律复查诊治，1个月前出现呕血、黑便，出血量较大，外院胃镜检查提示食管胃底静脉曲张，考虑食管胃底静脉曲张出血可能性大。患者有脾大、白细胞减少、血小板减少、食管胃底静脉曲张等明确肝硬化失代偿期表现，诊断"乙型肝炎后肝硬化（失代偿期）"明确。入院后完善相关检查，胆红素正常，白蛋白水平正常，无腹腔积液，亦未见肝性脑病表现，肝功能 Child 分级 A 级。

【治疗经过】

入院后给予抑酸、保肝、纠正贫血，并继续原有恩替卡韦抗病毒治疗。择期复查胃镜，患者同意必要时予以内镜下静脉曲张出血二级预防治疗。

入院后完善首次胃镜：提示食管静脉曲张轻度（图 1-6-2A），胃底孤立静脉曲张重度（图 1-6-2B），直径最大约 1.2 cm。使用活检钳压迫阻断血流方向（图 1-6-2C），使用一次性穿刺针 4 支，分 4 点共注射组织胶 1.0 mL×5 支（1∶4 混合碘油标记），治疗后胃底静脉实变。术后患者生命体征平稳，无胸闷、胸痛、憋气等不适症状。

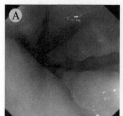
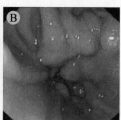
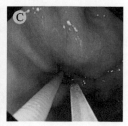

图 1-6-2　首次胃镜下治疗

胃镜治疗后复查头颅CT平扫：鞍旁软组织结节，垂体窝内不规则钙化灶，建议进一步行MR增强扫描。

胸部CT平扫（图1-6-3）：右肺中、下叶血管内条状高密度影，建议行肺血管CTA检查；右肺上叶微结节灶，大致同前；右肺中叶及左肺上叶炎性病变；右肺下叶局限肺气肿；左侧胸腔少量积液；胃腔内高密度影。

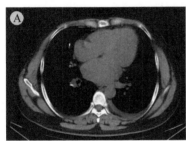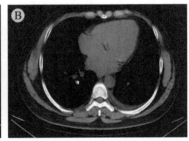

图1-6-3　治疗后胸部CT平扫

阅片后根据患者胸部CT并对照胃底组织胶影像表现，考虑右肺中、下叶血管内新发条状高密度影为组织胶异位栓塞。反复询问患者，术后无胸闷、憋气、胸痛、心慌等症状。完善血气分析、肝功能、血常规、肾功能、凝血功能等检查未见明显异常。嘱患者尽量卧床，减少活动。

完善增强CT肺动脉三维重建（图1-6-4）检查，结果提示右肺上叶见高密度微结节。右肺中叶及左舌段见片絮及索条影。右肺下叶见局限薄壁透亮影。两肺门影未见明显增大，左侧胸腔少量积液，纵隔内未见明显肿大淋巴结。心影未见明显增大。胃腔内高密度影。CTPA：右上肺动脉前段分支、右肺中叶内侧段及外侧段分支、右肺下叶基底段起始部及前、内基底段分支内可见多发高密度影，管腔略变窄。左肺动脉干及分支未见明显异常。

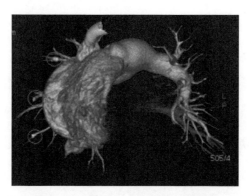

图 1-6-4 增强 CT 肺动脉三维重建

考虑肺动脉栓塞发生在分支小动脉且未完全栓塞，故患者无症状出现。第一次胃镜治疗后 10 天安排患者复查胃镜（图 1-6-5）：胃底孤立静脉曲张治疗后改变，曲张静脉实变，食管新发曲张静脉。使用一次性穿刺针 3 支，胃底分 2 点共注射组织胶 1.0 mL，食管曲张静脉分 2 点注射聚桂醇共 10 mL 硬化治疗。

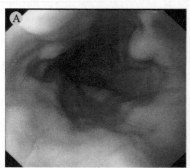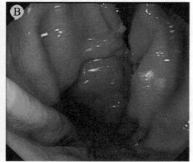

图 1-6-5 复查胃镜

术后患者无不适，第二次胃镜治疗 3 天后出院，嘱患者继续门诊复诊，口服恩替卡韦抗病毒、普萘洛尔降低门静脉压力治疗，定期门诊随诊。

【随访】

目前患者血红蛋白、红细胞计数及压积均正常，肝功能、肾功能均稳定。血气分析未见异常。无特殊不适主诉。目前仍于我院定期随诊。出院 9 个月后复查胸部 CT 较前无明显变化，胃镜提示食管有新发静脉曲张，再次行胃镜下聚桂醇硬化治疗。

病例分析

食管胃底静脉曲张是肝硬化失代偿期的严重并发症。50% 的肝硬化患者存在食管胃底静脉曲张，但在肝硬化不同阶段，食管胃底静脉曲张的发病率并不相同。在代偿期肝硬化患者中，30% ～ 40% 的患者存在食管胃底静脉曲张，然而在失代偿期肝硬化患者中则高达 85%。急性食管胃底静脉曲张破裂出血的 6 周病死率为 15% ～ 20%，6 周内的再出血率为 30% ～ 40%，2 年内再出血的发生率达 60%。约 20% 的门静脉高压患者可出现胃静脉曲张，虽然胃静脉曲张出血率低于食管静脉曲张，但病情凶险，死亡率更高。内镜组织胶注射术是国内外指南推荐用于胃静脉出血一级和二级预防及急性止血的一线方案。

但是相对于食管胃底连通型静脉曲张（GOV1/GOV2）来说，孤立胃底静脉曲张（IGV1）内镜下治疗存在极大的困难及风险。由脾肾分流或胃肾分流引起的胃底孤立静脉常常直径较粗大，且与体循环直接连通，回流血管直接连通下腔静脉，传统内镜组织胶注射术是目前防治胃底静脉曲张破裂出血的首选方法之一，但对于合并较大（≥ 5 mm）的胃底静脉曲张破裂出血患者有较高异位栓塞严重并发症的发生风险。

从该病例来看胃底静脉曲张的组织胶注射的确起到非常好的效果，胃底静脉团基本被组织胶填塞，胃底分流道的阻塞导致治疗后

笔记

41

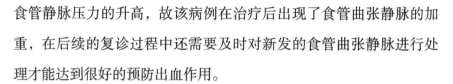

食管静脉压力的升高，故该病例在治疗后出现了食管曲张静脉的加重，在后续的复诊过程中还需要及时对新发的食管曲张静脉进行处理才能达到很好的预防出血作用。

该病例在胃镜下注射组织胶的过程中使用活检钳压迫限制组织胶流动，但该方法并没有起到很好的作用，通过治疗后复查腹部 CT 我们可以发现组织胶自胃底曲张静脉注入沿异常分流支分布，最远端已接近左肾静脉。该病例提示我们常规的孤立胃底静脉曲张的组织胶直接注射治疗后，有可能发生无症状的"隐匿性异位栓塞"。

📋 李坪教授病例点评

组织胶治疗食管胃静脉曲张，是 1986 年首次由德籍华裔专家兰庆民使用，从神经外科对脑血管栓塞方法转换而来，成功地治疗了许多静脉曲张患者。但是，这种碘油＋组织胶＋碘油的"三明治"方法，也会造成约 5% 的患者发生严重肺动脉栓塞，危及患者生命，这也是包括美国在内的许多国家禁止使用这个方法治疗的原因。这个方法引入中国后，有学者分析组织胶异位栓塞的原因可能是碘油延缓了组织胶凝固时间，造成异位栓塞，故改为盐水＋组织胶＋盐水、高糖＋组织胶＋高糖或聚桂醇＋组织胶＋聚桂醇等多种"三明治"方法，依然没能阻止致死性组织胶异位栓塞的出现。后来，又有学者用血管内弹簧圈、血管金属夹夹闭、尼龙圈结扎血管等多种方法来阻止组织胶异位栓塞出现，取得了一定效果。在本病例中，采取了一种新的方法：通过活检钳压迫曲张静脉后，再注射组织胶。然而，这个方法没有完全阻止组织胶的"隐匿性异位栓塞"，说明其相比多个金属夹封闭来说，效果还是差。

笔记

【参考文献】

1. European Association for the Study of the Liver. EASL Clinical PracticeGuidelines for the management of patients with decompensatedcirrhosis. J Hepatol，2018，69（2）：406-460.

2. DE FRANCHIS R，BAVENO VI FACULTY. Expanding consensus in portal hypertension：report of the Baveno Ⅵ consensus workshop：stratifying risk and individualizingcare for portal hypertension. J Hepatol，2015，63（3）：743-752.

3. 中华医学会外科学分会脾及门静脉高压外科学组 . 肝硬化门静脉高压症食管、胃底静脉曲张破裂出血诊治专家共识（2019 版）. 中国实用外科杂志，2019，39（12）：1241-1247.

（蒋煜　整理）

病例 7　急性上消化道大出血合并乙型病毒性肝炎伴肝硬化

病历摘要

【基本信息】

患者，男性，50 岁。主因"便血 1 天"入院。

现病史：患者 1 天前无明显诱因出现便血，为鲜红色血便，量大（具体不详），伴头晕、乏力、心慌，遂就诊于我院急诊，查血常规：WBC 13.15×10^9/L，NE% 83.40%，LY% 10.80%，HGB 38 g/L，PLT 240.00×10^9/L。凝血功能：PT 24.70 s，PTA 35%，ATPP 42.50 s，FIB 198 mg/dL，PT 比值 2.15，TT 25.6 s。贫血三项：叶酸 10.10 ng/mL，维生素 B_{12} 1167 pg/mL，铁蛋白 24.30 ng/mL。考虑急性失血性贫血、肝衰竭、低血容量休克、急性消化道出血可能性大，急诊给予禁食、输血、抑酸、止血、补液等治疗后，患者生命体征平稳，急诊行电子胃镜检查：食管下段可见 4 条曲张静脉，轻度迂曲，直径约有 0.4 cm，蓝色。十二指肠球部前壁可见血管断端活动性出血，局部使用一次性穿刺针注射医用组织胶 0.5 mL，出血停止。诊断：十二指肠球部杜氏溃疡活动性出血，内镜下止血治疗；食管静脉曲张轻度，1 周后复查电子胃镜。现为进一步诊治，急诊以"急性消化道出血"收入病房。发病以来，患者神清，精神差，睡眠可，小便正常，大便如上述。

既往史：诊断乙型病毒性肝炎伴肝硬化 23 年，原发性肝癌 5 年余，多次行肝动脉栓塞化疗术。胃底静脉曲张轻度。十二指肠球部巨大溃疡 2 年，十二指肠穿孔修补术后 1 年。

个人史：生于原籍，无疫区生活史，无疫水接触史。

家族史：母亲、弟弟患有乙型病毒性肝炎。

【体格检查】

体温 36.5 ℃，脉搏 98 次 / 分，呼吸 20 次 / 分，血压 137/83 mmHg。神清，平车推入病房，查体配合。全身皮肤及巩膜重度黄染，口唇及睑结膜苍白。腹部饱满，未见胃肠蠕动波，未见胃型及肠型，腹部未触及包块，肝、脾、胆囊未触及，Murphy 征阴性，麦氏点无压痛。右上腹轻压痛，无反跳痛及肌紧张。移动性浊音阳性。双下肢轻度水肿。肠鸣音正常，4 次 / 分。

【辅助检查】

电子胃镜检查：食管静脉曲张非全程分部 L（－），Cb，R（－），直径约有 0.4 cm，胃底静脉曲张呈内镜下治疗后改变。胃体、胃角、胃窦黏膜光滑，未见充血、水肿，十二指肠球部前壁可见血管断端活动性出血，局部使用一次性穿刺针注射医用组织胶 0.5 mL，出血停止。诊断：十二指肠球部杜氏溃疡活动性出血，内镜下止血治疗；食管静脉曲张轻度。

腹部 B 超：肝内多发实性占位（部分介入治疗术后）、肝硬化、脾大、腹腔积液、部分肝内胆管局限性扩张，胆囊壁增厚、双边、脾栓塞术后，脾肾分流。

腹部 + 盆腔 CT 平扫：肝脏占位介入术后改变。肝硬化、脾大、脾肾分流，双侧胸腔积液，右下肺叶膨胀不全。

胸部 CT 平扫：双侧胸腔积液，右中叶及右下肺叶肺不张；左下叶肺膨胀不全，纵隔 8 区淋巴结肿大。

【诊断】

急性上消化道出血、十二指肠球部杜氏溃疡出血、乙型病毒性

笔记

肝炎肝硬化、食管胃底静脉曲张、原发性肝癌（肝内转移）、胸腔积液、腹腔积液、脾大伴脾功能亢进、重度贫血（失血性）、胆囊炎。

【治疗经过】

经急诊输血、补液后，行急诊电子胃镜下止血术。术毕于我院住院治疗，入院后，患者诉口渴，给予输血、补液、奥美拉唑抑酸、保护胃黏膜治疗，查体右上腹压痛、移动性浊音阳性，入院后复查血常规：WBC 11.91×10^9/L，NE% 85.31%，LY% 9.02%，HGB 40.20 g/L，PLT 240.00×10^9/L。CRP 43.4 mg/L。患者行电子胃镜下止血治疗，考虑存在腹腔感染，给予哌拉西林抗感染治疗。肝功能：ALT 26.8 U/L，AST 76.9 U/L，TBIL 163.4 μmol/L，DBIL 130.1 μmol/L，TP 47.9 g/L，ALB 30.1 g/L，GLO 17.8 g/L，A/G 1.7，CHE 574 U/L。患者患有乙型病毒性肝炎肝硬化伴食管胃底静脉曲张（失代偿期）、原发性肝癌、低蛋白血症，Child 分级为 C 级，治疗原发病给予保肝、退黄、补充白蛋白等治疗后，病情平稳。约 3 周后复查电子胃镜提示十二指肠溃疡 H2 期，建议 3 个月后复查电子胃镜。患者复查血常规：WBC 2.39×10^9/L，NE% 79.01%，LY% 9.02%，HGB 60.20 g/L，PLT 75.4×10^9/L。患者入院后无再发呕血、黑便，便潜血阴性，考虑出血停止。白细胞低，CRP 正常，患者体温正常，无腹痛，查体腹部无压痛，移动性浊音消失，考虑腹腔感染控制。择期出院。

【随访】

出院后患者恢复可，生活可自理，3 个月后死于原发性肝癌。

病例分析

患者诊断为急性上消化道出血、十二指肠杜氏溃疡出血、乙型病毒性肝炎肝硬化（失代偿期）、食管胃底静脉曲张、原发性肝癌（肝内转移）、脾大伴脾功能亢进、腹腔积液伴腹腔感染、胸腔积液。急性上消化道出血为消化系统出血常见急症，及时准确的判断出血原因和出血部位是抢救生命的前提条件。本例患者消化道急性出血，其既往病史（同时有十二指肠手术史和食管胃底静脉曲张病史）具有较强干扰性，既有静脉曲张破裂出血的可能，又有溃疡出血的可能。同时本例患者处于肝硬化和肝癌终末期，凝血功能极差，突发消化道大出血，短时间内即可危及生命，如不能及时止血，抢救生命的难度是非常大的。因此急诊胃镜检查是最准确的判断出血部位和出血原因的检查方式，早期的急诊胃镜检查对于此类患者至关重要，既能及时找到出血部位和出血原因，又能进行内镜下止血治疗。杜氏溃疡（Dieulafoy 溃疡）出血主要由发育畸形的恒径动脉破裂引起。本例患者因十二指肠既往溃疡穿孔而行手术治疗，故成为杜氏溃疡形成的疾病基础。由于杜氏溃疡常引起急性动脉出血，出血量短期内较大，及时有效的电子胃镜下止血是一线止血方案。电子胃镜下医用组织胶注射应用于杜氏溃疡止血是我科近些年常用止血方法，针对十二指肠球腔空间小、金属夹操作困难且容易脱落造成再次大出血的特点，医用组织胶注射封堵出血血管可对该血管的来源血管进行有效栓塞，从而起到止血作用。同时还可对该溃疡部位的来源血管进行栓塞，有效预防再发出血。

李坪教授病例点评

杜氏溃疡出血，传统方法往往是经过内镜或介入治疗短暂止血处理，然后进一步行外科手术治疗。现有的内镜止血方法包括肾上

笔记

腺素黏膜注射、金属夹夹闭、电凝处理及 *Over-the-scope Clip*（OTSC）金属夹等，除了 *Over-the-scope Clip*（OTSC）金属夹疗效确定外，其他内镜止血方法治疗后再出血概率很高。但是，OTSC 金属夹受病变部位的影响，也不能保证都能释放成功。在几十年前，德国医生就广泛使用组织胶注射治疗杜氏溃疡，其原理是在血管断端周边注射，挤压血管，达到长时间止血作用。我院在引进这个技术后，用透明穿刺针，可以将组织胶准确注射在断端血管内，达到更好的止血效果，还避免了进一步外科手术，从而实现了内镜治疗质的突破。在十几年的临床实践中，杜氏溃疡经组织胶治疗后，无再出血及其他治疗，为患者减少了痛苦。组织胶注射杜氏溃疡，关键是尽量将组织胶注射在血管内；如果当时无法将组织胶注射在血管内，血管旁压迫止血后，也可以在 3 天左右再次进行内镜检查，血管断端或将出现，再次准确注射。血管内组织胶注射量一般在 0.5 mL 以内，用 2 mL 左右空气推送即可，切忌将组织胶推送到更粗大的主干动脉血管，以免造成大面积的栓塞。

【参考文献】

1. 方玉成 . Dieulafoy 病出血的诊断和治疗分析 . 当代临床医刊，2015，28（5）：2.

2. BAXTER M，ALY E H. Dieulafoy's lesion：current trends in diagnosis and management. Ann R Coll Surg Engl，2010，92：548-554.

3. 李晨光，邓彩虹，蒋煜，等.Dieulafoy病引起急性上消化道出血的内镜下治疗.胃肠病学和肝病学杂志，2022，31（3）：266-268，274.

（李晨光　整理）

病例 8　肝硬化伴食管胃底静脉曲张破裂出血合并下肢深静脉血栓

病历摘要

【基本信息】

患者，男性，66 岁。主因"发现 HBsAg 阳性 20 余年，间断呕血、黑便 10 余年，再发 1 天"入院。

现病史：患者 20 余年前体检发现 HBsAg 阳性，未规律诊治。10 余年前（2008 年）因上消化道出血于北京某医院住院治疗，诊断为"肝炎肝硬化（活动性、失代偿期、乙型）、食管胃底静脉曲张"，予以对症止血治疗，行脾切除术。7 年前再次出血，分别于当地医院及我院保守治疗，未行胃镜下治疗。6 年前黑便 2 次，伴有头晕、乏力，我院胃镜示食管胃底静脉曲张破裂出血，并行内镜下硬化治疗，同时给予保肝对症支持后出血停止，病情好转出院。此后患者间断呕血、黑便，于我院行内镜下止血治疗。1 天前无诱因出现黑便 1 次，量约 400 mL，于我院急诊再次出现黑便数次，量大，具体不详，伴黑蒙、乏力、大汗，于急诊胃镜下止血治疗。现为进一步系统诊治，由急诊入院。

既往史：2 型糖尿病病史 10 余年，未服药；发现血压升高 7 年，未服药治疗，未监测血压；既往有心肌缺血病史，未进一步诊治；2008 年行脾切除术。

个人史：否认吸烟史，已戒酒 10 年，已婚已育。

【体格检查】

体温 37.2 ℃，脉搏 78 次 / 分，呼吸 19 次 / 分，血压 100/58 mmHg。患者发育正常，营养中等，体形消瘦，贫血面容，平车推入病房，神志清楚，精神正常。全身皮肤黏膜颜色正常，无黄染，肝掌阳性，蜘蛛痣阴性，睑结膜苍白，双肺呼吸音清，未闻及干湿啰音及胸膜摩擦音。心律齐，各瓣膜听诊区未闻及病理性杂音。腹部平坦、柔软，未触及液波震颤，振水音阴性，全腹无压痛及反跳痛，腹部未触及包块，肝、脾、胆囊未触及，Murphy 征阴性，麦氏点无压痛，双侧输尿管无压痛，腹部叩诊鼓音，肝肺浊音界存在，位于右锁骨中线上第 5 肋间，移动性浊音阴性，肝区叩击痛阴性，双侧肾区无叩击痛，肠鸣音正常，4 次 / 分。

【辅助检查】

胃镜检查（图 1-8-1）：G-E-2-2，F1，食管胃底静脉曲张轻度，食管胃静脉曲张精准断流术 + 食管曲张静脉硬化治疗 3 个月后复查。

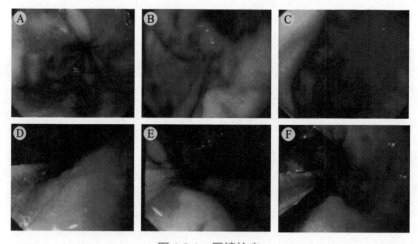

图 1-8-1　胃镜检查

腹部 B 超：肝硬化，脾切除术后，腹腔积液，肝囊肿，胆囊壁双边，胆汁沉积，右肾囊肿。彩超（门静脉血流）：门静脉高压，门静脉不全栓塞。

超声心动图：LVEF 70%；各心腔内径正常；各房室壁厚度及运动正常；各瓣膜形态及结构未见明显异常，CDFI：舒张期主动脉瓣下可见少量反流信号，收缩期二尖瓣、三尖瓣房侧可见少量反流信号，余瓣口未见明显异常血流；主动脉、肺动脉内径正常；心包未见明显积液。检查结论：主动脉瓣少量反流，二尖瓣、三尖瓣少量反流（轻度）。

腹部 CT（平扫＋增强）＋门静脉 CT 三维重建检查：肝 S8 异常强化结节，考虑肝细胞癌，结合临床。胃底－脾门结节，建议复查或进一步检查。肝硬化，脾缺如，食管下段胃底静脉曲张，腹腔积液。肝囊肿，右肾囊肿。

下肢血管超声：

2021 年 7 月 5 日：右侧髂外静脉、股总静脉内血栓形成，双下肢动脉内－中膜增厚伴多发斑块形成。

2021 年 7 月 15 日：右侧髂外静脉、股总静脉内血栓形成，左侧小腿肌间静脉血栓形成，双下肢动脉内－中膜增厚伴多发斑块形成。

2021 年 7 月 22 日：右侧髂外静脉、股总静脉内血栓形成，左侧小腿肌间静脉血栓形成，双下肢动脉内－中膜增厚伴多发斑块形成。

2021 年 7 月 27 日：双下肢动脉内－中膜增厚伴多发斑块形成，右侧股总静脉附壁血栓，左侧腓静脉血栓。

2021 年 8 月 4 日：双下肢动脉多发斑块形成，左下肢肌间静脉血栓。

【诊断及诊断依据】

诊断：肝硬化伴食管静脉曲张破裂出血、中度贫血（失血性＋营养性）、乙型肝炎肝硬化（失代偿期）、腹腔积液、脾切术后、门静脉栓塞、2 型糖尿病、冠状动脉粥样硬化性心脏病、高血压、胃溃疡、腹腔积液、低蛋白血症、低钾血症、下肢深静脉血栓形成。

诊断依据：患者既往有乙肝肝硬化病史，曾行脾切除术，既往合并多种并发症。曾间断出现呕血、黑便症状，超声及腹部影像学提示肝硬化伴腹腔积液，入院前及入院后胃镜提示食管胃底静脉曲张，此次再发出血，给予胃镜下治疗。患者入院后下肢血管超声明确提示深静脉血栓形成。

【治疗经过】

一般支持治疗：卧床休息；密切监测病情、意识状态、生命体征及肝肾功能等指标变化；给予补充白蛋白及适当输血治疗。

病因治疗：对患者及家属进行肝硬化及下肢血栓相关宣教；行下肢深静脉滤器置入术，防止血栓脱落；根据患者情况给予抗凝治疗 1 个月，治疗期间密切监测凝血功能情况，监测患者大便及生命体征情况；规律复查下肢血管超声。

【随访】

患者好转出院后电话随访，出院后门诊复查肝功能及凝血指标明显恢复，腹腔积液基本消失，未再出现消化道出血情况，复查下肢血管超声未见明确血栓。

病例分析

患者因食管胃底静脉曲张破裂出血入院，入院后完善检查并给予胃镜下止血治疗，患者出血停止。住院期间发现下肢新发静脉血栓形成。下肢深静脉血栓形成风险较高，若脱落会造成心、脑、肾等远处主要器官栓塞而危及生命。且本病例处于乙型肝炎肝硬化晚期，多次上消化道出血，凝血功能较差，患者本身合并症较多。发现下肢深静脉血栓后我们第一时间告知患者制动，并当天请我院介入科、外院血管外科联合会诊，考虑患者下肢静脉血栓风险极高，有置入下肢滤器指征。因患者凝血功能较差，血小板低，置入滤器有出血指征，充分告知患者家属病情后，患者家属同意置入下肢滤器。置入滤器需抗凝治疗，但患者本身因消化道出血入院，凝血功能较差，出血风险高，若行抗凝治疗，会有再次消化道大出血风险。经全科讨论后决定，患者下肢深静脉血栓为新发，有抗凝指征，且患者消化道出血稳定，住院期间可密切监测大便、血常规及生命体征等，出现异常及时给予胃镜检查。经规律抗凝治疗后下肢静脉血栓消失。消化道出血合并下肢静脉血栓在治疗上相互矛盾，但肝硬化患者多伴发门静脉、下肢静脉血栓形成，抗凝治疗的同时需密切监测患者出血情况。抗凝治疗期间若出现出血情况，及时给予相应对症处理。

魏红山教授病例点评

典型的 DVT 以静脉淤血、内皮损伤，以及高凝状态为突出表现，称为 Virchow 三联征。本例患者，有脾切除病史，加之内镜治疗后患者卧床，导致血流淤滞，可能是 DVT 形成的病理生理基础。国内资料提示，长时间卧床、高龄也是 DVT 的风险因素，因此，对静脉曲张后接受脾切除或脾栓塞的患者，应进行 DVT 监测。下肢静脉超声是疑似急性 DVT 患者的标准成像检查。本例患者在临床上表现为不典型的 Virchow 三联征，超声提示下肢深静脉血栓。早期抗凝、溶栓治疗是预防致命性肺栓塞的重要步骤。

【参考文献】

1. NEEDLEMAN L，CRONAN J J，LILLY M P，et al. Ultrasound for lower extremity deep venous thrombosis：multidisciplinary recommendations from the society of radiologists in ultrasound consensus conference. Circulation，2018，137（14）：1505-1515.

2. MCLENDON K，GOYAL A，ATTIA M. Deep venous thrombosis risk factors. Treasure Island（FL）：StatPearls Publishing，2022.

3. 李晓强，张福先，王深明.深静脉血栓形成的诊断和治疗指南（第三版）.中国血管外科杂志（电子版），2017，9（4）：201-208.

4. 王乔宇，武明芬，柳鑫，等.2021中国静脉血栓栓塞症防治抗凝药物的选用与药学监护指南.中国临床药理学杂志，2021，37（21）：2999-3016.

（陈旭　整理）

病例 9　脾切除术后凶险性感染

病历摘要

【基本信息】

患者，男性，24 岁。主因"间断呕血、黑便 20 年，内镜下治疗后高热 1 天"入院。

现病史：患者 20 年前突发呕血、黑便，外院诊断为门静脉高压、食管胃底静脉曲张破裂出血，予以脾切除联合贲门周围血管离断术。16 年前患者再发呕血，外院诊断为食管胃底静脉曲张破裂出血，行门体静脉分流术；后仍间断出现黑便，予以降低门静脉压、抑酸等药物治疗后好转。13 年前再次出现黑便，外院诊断为食管胃底静脉曲张破裂出血，行肠系膜上静脉 – 下腔静脉分流术；患者术后 3 个月再发呕血、黑便，予以食管静脉曲张套扎术、胃底静脉曲张组织胶注射治疗，后仍间断出现黑便，多次内镜下治疗后好转。近 8 个月患者反复出现黑便，伴头晕、乏力，外院诊断为消化道出血，给予药物治疗后大便转黄。20 天前患者再次出现黑便，每日排柏油样便 2～4 次，伴头晕、乏力，查血常规：WBC 5.62×10^9/L，HGB 52 g/L，PLT 261×10^9/L。行腹部 MRI：门静脉及肠系膜上静脉部分栓塞、门静脉海绵样变性、门体侧支循环形成、脾切除术后。胃镜示食管胃底静脉曲张，予以输血、抑酸、降低门静脉压等药物治疗，复查血常规：WBC 3.31×10^9/L，NE% 31.5%，HGB 67 g/L，PLT 397×10^9/L。PCT ＜ 0.05 ng/mL，CRP 0.7 mg/L。给予胃底静脉曲张内镜下组织胶注射治疗，术后应用头孢美唑预防感染治疗 3 天，患者无发热、腹痛等不

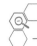

适症状，停用头孢美唑 1 天后患者突发高热，最高 40.5 ℃，无畏寒、寒战，无咳嗽、咳痰，无腹痛、腹泻。

既往史：否认肝炎、肝硬化病史，否认胰腺炎病史，否认高血压、糖尿病、心脏病等慢性病史。

个人史：患者适龄结婚，未育，否认吸烟史，否认饮酒史。

【体格检查】

体温 40.5 ℃，脉搏 98 次 / 分，呼吸 17 次 / 分，血压 132/86 mmHg。神志清，精神欠佳，贫血貌，肝掌和蜘蛛痣阴性，心肺无明显异常，上腹部可见 3 条长约 5 cm 手术瘢痕，腹部平软，无明显压痛及反跳痛，肝脏肋下未触及。

【辅助检查】

血常规：WBC 6.6×10^9/L，NE% 78.8%，HGB 71 g/L，PLT 344×10^9/L。PCT 0.25 ng/mL，CRP 23.3 mg/L，EB 病毒、CMV-IgM 抗体阴性，肝肾功能正常，肿瘤标志物正常，ENA 谱及 ANA 谱正常。

胸部 CT 未见肺部炎性病变。腹部 CT：门静脉及肠系膜上静脉部分栓塞、门静脉海绵样变性、门体侧支循环形成、脾切除术后。超声心动图：心脏瓣膜未见赘生物。

【诊断】

发热原因待查：感染性发热？食管胃底静脉曲张、门静脉海绵样变、脾切除术后。

【治疗经过】

患者内镜下治疗后突发高热，考虑继发感染可能性大，予以完善血培养，同时经验性应用广谱抗生素头孢米诺抗感染治疗；应用头孢米诺 3 天疗效欠佳，患者仍间断高热至 40 ℃，无畏寒、寒战，无咳嗽、咳痰，无腹痛、腹泻，复查血常规：WBC 6.79×10^9/L，

NE% 74.9%。PCT 0.9 ng/mL，CRP 39.5 mg/L。血培养回报肺炎链球菌，对万古霉素敏感（表 1-9-1），诊断脾切除术后凶险性感染，予以万古霉素抗感染治疗，后体温高峰呈下降趋势；应用万古霉素5 天体温降至 38 ℃以下，复查血常规：WBC 6.84×10^9/L，NE% 65.7%。PCT ＜ 0.05 ng/mL，CRP 13.6 mg/L。应用万古霉素 10 天体温降至正常；应用万古霉素 14 天复查血常规：WBC 4.47×10^9/L，NE% 54.6%。PCT ＜ 0.05 ng/mL，CRP 8.4 mg/L。予以停用万古霉素，患者无不适症状，好转出院。

表 1-9-1　细菌鉴定＋药敏结果（血培养）

抗生素名称	MIC（μg/mL）	结果	抗生素名称	MIC（μg/mL）	结果
青霉素	4		氯霉素	≤ 2	敏感
万古霉素	≤ 0.5	敏感	克林霉素	＞ 1	耐药
头孢吡肟	＞ 2	耐药	四环素	＞ 8	耐药
红霉素	＞ 4	耐药	利奈唑胺	≤ 1	敏感
头孢噻肟	2		美罗培南	2	耐药
左氧氟沙星	≤ 0.5	敏感	莫西沙星	≤ 0.25	敏感
阿莫西林	8	耐药	复方磺胺	＞ 2/38	耐药

注：细菌鉴定结果为肺炎链球菌。

【随访】

出院 3 个月后患者复诊：出院期间无不适症状，复查血常规：WBC 3.85×10^9/L，NE% 41.1%，HGB 69 g/L，PLT 386×10^9/L。CRP 0.7 mg/L。超声心动图：心脏结构及血流未见明显异常。

病例分析

患者青年男性，食管胃底静脉曲张病史明确，因反复呕血、黑便多次行手术治疗及内镜下治疗，有脾切除病史。此次内镜下治疗后停用预防性抗生素后出现高热，需鉴别感染、风湿免疫结缔组织性疾病、血液病和肿瘤等。该患者内镜下治疗后突发高热，因药物退热治疗致使热型分析受到影响，无其他伴随症状。查体：腹平软，无压痛及反跳痛。化验：WBC 正常，NE%、CRP 及 PCT 轻度升高，肿瘤标志物正常，免疫相关抗体阴性，EB 病毒、CMV-IgM 抗体阴性，胸腹部影像学检查未见占位性病变及感染性病灶，结合患者发热前有内镜下侵入性操作病史，考虑感染性发热，经验性应用头孢米诺抗感染治疗，疗效欠佳。患者有脾切除病史，免疫功能低下，结合血培养结果，脾切除术后凶险性感染诊断明确。脾切除术后数日至终身均可能发生脾切除术后凶险性感染，70% ～ 87% 的病原体为肺炎链球菌，若无及时有效的临床干预，脾切除术后凶险性感染的病死率高达 45% ～ 50%；因此当脾切除术后患者出现发热时，可能预示着出现了危及生命的感染，临床医生需高度警惕脾切除术后凶险性感染，并积极预防感染性休克、细菌性脑炎等并发症；有文献推荐，一旦脾切除术后患者出现发热，需立即经验性应用头孢曲松联合万古霉素抗感染治疗，必要时应终身接受预防性抗生素治疗。本病例结合药敏结果应用万古霉素抗感染治疗，患者感染得到控制，病情好转。

魏红山教授病例点评

脾脏切除术，始于 15 世纪早期创伤后器官损伤的治疗。脾切除术对许多疾病都有疗效，至今依然常用于镰状细胞贫血、地中海贫血、特发性血小板减少性紫癜，我国和日本也将其用于肝硬化门静脉高压的治疗。但该手术增加了术后感染 [即脾切除术后凶险性感染（overwhelming post splenectomy infection，OPSI）] 的风险，并可能导致严重的脓毒症，死亡率非常高。其中最常见的是肺炎链球菌。OPSI 是一种临床急危重症，需要及时诊断（血培养及药敏试验），并进行液体复苏和立即进行经验性抗生素药物的治疗。本例患者脾切除术后，接受了内镜治疗，其导致的创伤可能是细菌的重要来源。因此，对肝硬化门静脉高压脾切除术后的患者，静脉曲张出血内镜微创治疗前后，抗生素的预防性应用，以及 OPSI 的监测非常重要。

【参考文献】

1. SARAH L, DENIS S, IAN J W, Post-splenectomy sepsis: preventative strategies, challenges, and solutions. Infection and Drug Resistance, 2019, 12: 2839-2851.

2. BONANNI P, GRAZZINI M, NICCOLAI G, et al. Recommended vaccinations for asplenic and hyposplenic adult patients. Hum VaccinImmunother, 2017, 13 (2): 359-368.

3. DRAGOMIR M P, TUDOR S, OKUBO K, et al. The non-coding RNome after splenectomy. J Cell Mol Med, 2019, 23 (11): 7844-7858.

4. THEILACKER C, LUDEWIG K, SERR A, et al. Overwhelming postsplenectomy infection: a prospective multicenter cohort study. Clin Infect Dis, 2016, 62 (7): 871-878.

5. BLUMENTRATHl C G, EWALD N, PETRIDOU J, et al. The sword of Damocles for the splenectomised: death by OPSI. Ger Med Sci, 2016, 29: 14.

6. YACOBOVICH J, TAMARY H. Splenectomy and emerging novel treatments in rare inherited hemolytic anemias. Hemasphere, 2019, 3: 160-162.

7. TAHIR F, AHMED J, MALIK F. Post-splenectomy sepsis: a review of the literature. Cureus, 2020, 12 (2): e6898.

8. FORAN C, LAPTHORNE S, FALLER E, et al. Importance of vaccination for disease prevention in post-splenectomy patients. BMJ Case Rep, 2021, 14 (10): e243283.

（邓彩虹　整理）

病例 10 失代偿期乙肝肝硬化患者再代偿

病历摘要

【基本信息】

患者,女性,47岁。主因"发现肝硬化4年,黑便3天"入院。

现病史:患者4年前因腹泻在当地医院就诊,彩超检查发现肝硬化,遂至外院就诊,确诊为乙肝肝硬化,给予保肝等对症治疗后出院。3年前再次因"白细胞、血小板下降"在北京某医院住院,其间行胃镜检查示轻度静脉曲张,彩超示脾大,考虑白细胞、血小板下降原因与脾功能亢进有关,行脾栓塞,术后复查白细胞、血小板较前无明显变化,其后间断应用九味肝泰胶囊及中药汤剂保肝治疗,多次查HBV-DNA低于可测线,一直未抗病毒治疗。患者近日自觉大便颜色呈深褐色,无头晕、黑蒙、心悸、冷汗、乏力、恶心、腹痛等症状,未在意,今日来院途中呕吐深褐色胃液,至我院门诊查便潜血弱阳性,考虑消化道出血,经门诊收住院。

既往史:13年前行剖宫产手术。3年前行脾栓塞术。

个人史:无地方病疫区居住史,无传染病疫区生活史,无冶游史,否认吸烟、饮酒史,已婚,育有1子体健。

家族史:父亲高龄去世,母亲因宫颈癌病逝,有一姨妈多年前死于"肝病",具体不详。

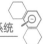

【体格检查】

体温 36.6℃，脉搏 70 次 / 分，呼吸 18 次 / 分，血压 120/85 mmHg。神志清楚，贫血面容，全身皮肤黏膜颜色正常，无黄染，肝掌阴性，蜘蛛痣阴性，未见淤点、淤斑及皮下出血，双侧巩膜无黄染，双肺呼吸音清，心律齐，腹部平坦，无压痛及反跳痛，肝、胆囊未触及，脾脏肋下 2 指可及，Murphy 征阴性，移动性浊音阴性，双下肢无水肿，扑翼样震颤阴性。

【辅助检查】

血常规：WBC 1.71×10^9/L，HGB 106 g/L，PLT 46.4×10^9/L。肝肾功能：ALT 27 U/L，AST 37.3 U/L，TBIL 13.5 mmol/L，DBIL 5.1 mmol/L，ALB 39.7 g/L。凝血功能：PT 14.0 s，PTA 69.9%，INR 1.21。AFP：正常。乙肝五项："小三阳"。HBV-DNA：阴性。自身免疫肝病抗体：均阴性。甲、丙、丁、戊肝：均阴性。胃镜：食管胃静脉曲张重度。腹部超声：肝硬化、脾大（肋间厚 54 mm，肋下 67 mm），门静脉主干 12 mm。胆囊壁毛糙，胆囊息肉，脾栓塞术后。

【诊断】

肝炎肝硬化（乙型、活动性、失代偿期）、食管胃静脉曲张破裂出血、脾大、脾功能亢进、脾栓塞术后。

【治疗经过】

入院后予以禁食水，扩容补液、降门静脉压、抑酸、保肝等对症治疗，出血停止后行脾切除术 + 贲门周围血管离断术，术后恢复可，病情好转出院。

【随访】

第二次住院：患者 11 个月后再次因"黑便 1 天"入院，查血常规：WBC 6.29×10^9/L，HGB 77.2 g/L，PLT 187×10^9/L。肝肾功能：

ALT 27.9 U/L，AST 41.9 U/L，TBIL 8.7 mmol/L，ALB 34.2 g/L。凝血功能：PT 12.2 s。AFP：正常。HBV-DNA：阴性。胃镜：食管胃静脉曲张重度。腹部增强 CT：门静脉右支栓塞，肝脏边缘可见异常强化影，考虑血供异常可能性大，请结合临床。脾切除术后。食管下段、胃底小弯侧静脉曲张。双肾小囊肿。胆囊炎。予以内科药物保守治疗后出血停止，好转出院。

第三次住院：1 个月后再次因"黑便 1 天"入院，此次住院化验检查指标同第二次住院基本一致，但 HGB 降至 69.2 g/L，HBV-DNA 仍为阴性。行胃冠状静脉栓塞＋门静脉右支开通术，手术顺利，术后安返病房，病情好转出院。

第四次住院：8 个月后患者再次因"黑便 1 天"入院，血常规：WBC 6.68×10^9/L，HGB 83 g/L，PLT 308×10^9/L。肝肾功能：ALT 15.6 U/L，AST 30 U/L，TBIL 8.4 mmol/L，ALB 38.7 g/L。凝血功能：PT 11.4 s。AFP：正常。HBV-DNA：阴性。胃镜：食管胃底静脉曲张重度。腹部超声：肝硬化，胆囊多发腹壁结晶，壁双边。腹腔积液（右肝前间隙及下腹部可及 19 mm × 67 mm × 47 mm 的液性暗区）。予以降门静脉压、抑酸、保肝、利尿消腹腔积液等对症治疗，行内镜下组织胶＋聚桂醇治疗，加用恩替卡韦抗病毒治疗。

此后患者定期门诊复诊，长期规律服用恩替卡韦抗病毒治疗，间断口服保肝药物治疗，未再出现消化道出血及腹腔积液并发症。5 年后门诊复查血常规：WBC 4.72×10^9/L，HGB 135 g/L，PLT 230×10^9/L。肝肾功能：ALT 25.2 U/L，AST 43 U/L，TBIL 17.6 mmol/L，ALB 42.6 g/L。凝血功能：PT 12.2 s。AFP：正常。HBV-DNA：阴性。胃镜提示食管胃底静脉曲张消失，腹部超声提示肝硬化，未见腹腔积液。

病例分析

该患者为乙肝肝硬化，病程中反复食管胃底静脉曲张破裂出血，曾行脾脏切除术，胃冠状静脉栓塞＋门静脉右支开通术，内镜下组织胶＋聚桂醇治疗，多学科联合干预但效果欠佳，多次复查胃镜为食管胃底静脉曲张重度，曾出现腹腔积液，明确表现为失代偿期，但加用抗病毒药物之后，患者未再出现腹腔积液及消化道出血表现，肝功能逐渐好转，白蛋白较前升高，逐渐过渡为"再代偿期"。

既往研究者们认为，肝硬化主要分为无明显症状的代偿期和出现腹腔积液、消化道出血、肝性脑病等表现的失代偿期两个阶段。但近些年临床研究专家认为，部分患者在经历代偿期－失代偿期阶段之后，经过针对病因的治疗及并发症治疗，肝功能逐渐好转，并发症逐渐消失，可以逆转到"再代偿期"，也有众多的临床研究提供了肝硬化可逆转的证据。我国肝硬化诊治指南认为肝硬化患者出现失代偿后，由于病因得到有效控制、并发症得到有效治疗或预防等，可在较长时间内（至少1年）不再出现肝硬化失代偿事件（腹腔积液、消化道出血、肝性脑病等），但仍可存在代偿期肝硬化的临床与实验室检查特点，被认为是"再代偿"。我国2019年慢性乙型肝炎防治指南指出：许多失代偿期乙型肝炎肝硬化患者经过抗病毒治疗可以逆转为代偿期肝硬化，表现为肝细胞功能改善，如白蛋白水平较前升高，凝血酶原时间较前缩短，不再出现腹腔积液、肝性脑病等严重并发症，不需要肝移植也可长期存活，这种现象称为肝硬化"再代偿期"。

肝硬化"再代偿"可能的机制是近些年研究者们探讨的热点，目前普遍认为肝硬化逆转的主要机制包括胶原降解、肝细胞再生、

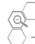

小叶结构恢复、血管重建及肝窦内皮细胞功能恢复，以及系统性炎症控制。但究竟为什么抗病毒治疗能逆转乙肝肝纤维化？该病例中患者持续检测 HBV-DNA 均为阴性，为什么仍然进展为肝硬化失代偿期？在应用抗病毒治疗药物之后，为什么可以逆转为"再代偿期"？笔者以为这是乙肝病毒大表面蛋白（hepatitis B virus large surface protein，LHBs）分泌受限在疾病中发挥了重要作用。LHBs集中堆积在细胞质中，而没有分泌至细胞外，因此患者血液中虽然检测不到 HBV-DNA，但病毒仍然存在，持续对肝细胞直接产生细胞毒性，导致肝硬化，而抗病毒治疗则逆转了肝硬化的程度。查阅相关文献发现，Yen 等将 HuH-7 细胞转染 LHBs 质粒，发现经转染后会导致广泛的肝细胞空泡化和细胞凋亡，这与纤维淤胆性肝炎（fibrosing cholestatic hepatitis，FCH）的病理特征类似。肝移植术后，由于严重的免疫抑制状态，乙肝病毒激活，过度表达乙肝病毒抗原及病原体分泌障碍，直接导致肝细胞病变、功能丧失，这是FSH 的发病机制。其肝脏病理学特征表现为：肝细胞显著肿胀，大量气球样变；肝细胞毛玻璃样变，这是 HBsAg 大量堆积的特征性表现；显著的肝细胞内淤胆及毛细胆管内胆栓形成；较少有炎症细胞浸润；有散在的肝细胞凋亡；汇管区明显纤维化，较多纤维条索向小叶内延伸。BRINSTER 等发现 HBV 转基因小鼠随着饲养时间延长，LHBs 的分泌减少，逐渐在细胞内积累，当 LHBs 达到足够高的浓度时，直接对肝细胞产生细胞毒性。因此，基于上述研究和思考，肝硬化患者无论血清检测病毒量水平如何，应尽早进行抗病毒治疗，可对患者病程起到十分重要的作用，部分失代偿期患者可逆转为"再代偿期"。

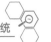

📋 魏红山教授病例点评

本例慢性乙型肝炎患者，10 年前即进展至肝硬化。其间因门静脉高压，反复静脉曲张出血。病史提示患者血清 HBV-DNA 始终处于检测下限，呈现典型的病毒低复制状态。在接受 ETV 抗病毒治疗前，患者因反复静脉曲张出血，接受了脾栓塞、TIPS、内镜下组织胶"三明治"疗法，均未能有效控制出血。但 ETV 抗病毒治疗 4 年后，患者食管、胃底静脉曲张消失。呈现典型的再代偿特征（肝功能改善，1 年以上无出血，未见其他门静脉高压并发症）。该患者提示，乙肝肝硬化患者，即便是 HBV-DNA 低于检测下限，持续抗病毒治疗，依然是决定患者长期预后的关键。其病理生理基础在于，对肝硬化患者而言，血清病毒水平低，并非病毒低复制，而是硬化的肝细胞其内质网 – 高尔基体分泌途径异常，导致病毒大量滞留于内质网，进一步加重了内质网应激与门静脉高压。门静脉高压的对因治疗，是决定患者长期预后的关键。

【参考文献】

1. KIM T H, UM S H, LEE Y S, et al. Determinants of re-compensation in patients with hepatitis B virus-related decompensated cirrhosis starting antiviral therapy. Aliment Pharmacol Ther, 2022, 55（1）：83-96.

2. XU X, WANG H, ZHAO W, et al. Recompensation factors for patients with decompensated cirrhosis：a multicentre retrospective case-control study. BMJ Open, 2021, 11（6）：e043083.

3. 中华医学会肝病学分会. 肝硬化诊治指南. 中华肝脏病杂志，2019，27（11）：846-865.

4. 中华医学会感染病学分会，中华医学会肝病学分会. 慢性乙型肝炎防治指南

（2019 年版）. 中国肝脏病杂志（电子版），2019，11（4）：5-27.

5. FOO N C，AHN B Y，MA X，et al. Cellular vacuolization and apoptosis induced by hepatitis B virus large surface protein. Hepatology，2002，36（6）：1400-1407.

6. THUNG S N. Histologic findings in recurrent HBV. Liver Transpl，2006，12（2）：S50-S53.

7. CHISARI F V，FILIPPI P，BURAS J，et al. Structural and pathological effects of synthesis of hepatitis B virus large envelope polypeptide in transgenic mice. Proc Natl Acad Sci USA，1987，84（19）：6909-6913.

8. DE FRANCHIS R，BOSCH J，GARCIA-TSAO G，et al. Baveno Ⅶ -Renewing consensus in portal hypertension. J Hepatol，2022，76（4）：959-974.

9. JACOB R，PRINCE D S，PIPICELLA J L，et al. Routine screening of emergency admissions at risk of chronic hepatitis（SEARCH）identifies and links hepatitis B cases to care. Liver Int，2022，43（1）：60-68.

（何玲玲　整理）

笔记

病例 11　肝硬化消化道出血伴艰难梭菌感染

病历摘要

【基本信息】

患者，女性，68 岁。主因"间断意识不清 3 年，便血 2 周"入院。

现病史：3 年前无诱因间断出现意识模糊伴乏力、纳差，家属诉患者定向力、计算力减退，否认口角歪斜、肢体感觉或活动障碍，否认尿量减少或呼吸障碍，否认服用过量药物，就诊于社区医院，经检查化验后确诊肝硬化，经病毒学筛查后除外病毒性肝炎所致，根据病史及化验结果，除外自身免疫性肝病或药物性肝损伤或代谢性肝病，考虑肝硬化病因不明，诊断"肝性脑病 1 期、肝硬化失代偿期"，此后间断保肝、通便治疗和限制蛋白摄入。2 周前无诱因开始便血，表现为黑便及暗红色血便，量每日 500 g，当日于当地医院就诊，HGB 逐渐下降至 56 g/L，PTA 40%，外院予以生长抑素、头孢 2 代、PPI 及间断输血、白蛋白治疗，仍有间断黑便，急诊胃镜提示食管胃底静脉曲张重度，可见食管静脉曲张白色血栓头，未内镜下治疗，120 转入我院。

既往史：体健。

个人史：无特殊。

【体格检查】

体温 38.6 ℃，血压 98/60 mmHg，脉搏 94 次/分，嗜睡，记忆力、

计算力减退，贫血貌，皮肤干燥、黄染，可见蜘蛛痣。巩膜轻度黄染，口唇干燥，下肢、腰骶部轻度可凹性水肿，双肺呼吸音粗，心律齐，未闻及病理性杂音，腹部膨隆，全腹压痛，可疑反跳痛，叩诊鼓音，移动性浊音阳性，踝阵挛阳性。

【诊断】

艰难梭菌感染（重度）、慢性肝衰竭、隐源性肝硬化失代偿期、肝性脑病 1 期、食管胃底静脉曲张破裂出血、低蛋白血症、腹腔积液、腹腔感染、急性肾功能不全。

【治疗经过】

入院后予以禁食禁水、静脉补液、输注白蛋白、输注同型红细胞 4 U 及血浆 200 mL；给予生长抑素和 PPI；入院后 4 小时行内镜下静脉曲张精准断流术止血；头孢噻肟舒巴坦 4.5 g q12h 静脉滴注；乳果糖每次 90 mL。内镜治疗后出血停止，生命体征平稳，血流动力学稳定。入院后 12 小时开始出现低热伴稀便 1 次，停用乳果糖，入院次日出现黄色软便，便潜血、红细胞阴性。入院第 3 天出现低热，体温 37.5 ℃，出现水样便，4 次 / 日，总量约 300 mL，加用肠道微生态制剂，入院第 4 天体温升高至 38.9 ℃，无畏寒、寒战，神志障碍加重，嗜睡，WBC 9×10^9/L，NE% 86.9%，便涂片肠道球杆比 10 : 1，未见酵母菌，抗菌药物升级为亚胺培南 1 g q8h。入院第 5 天晨起患者水样便伴淡红色黏液 1 次，量约 200 mL，腹部绞痛明显，压痛明显，便常规未见红白细胞。入院第 6 天患者明显腹胀，并再发水样便 1000 mL，电话回报艰难梭菌毒素酶免疫分析技术（enzyme immunoassay，EIA）及艰难梭菌抗原检测双阳性，转入单间隔离病房。

确诊后予以转入单间隔离病房，停用所有抗生素，加用万古霉素 125 mg q6h 及益生菌口服，治疗后当日体温高峰下降，治疗 2 天后体温下降至正常，神志转清，腹部绞痛明显好转，压痛反跳痛减轻，白细胞水平逐渐下降，治疗后 5 天大便次数及总量明显减少，治疗后 7 天白细胞恢复至 3×10^9/L 左右（接近发病前基线水平），电解质紊乱改善，血肌酐恢复至正常，凝血功能好转，治疗后 10 天开始大便成形，便球杆比正常，停用万古霉素后好转出院。

【随访】

出院后 3 个月随访患者未复发静脉曲张破裂出血、肝性脑病或慢性腹泻。出院后 12 个月患者复发静脉曲张破裂出血，死于肝衰竭。

病例分析

该病例为老年女性，失代偿期肝硬化为基础病，消化道出血为失代偿期急性并发症，入院在出血停止、大便转黄后第 3 天出现水样便及体温升高、白细胞升高、脱水等表现，2 天后加重，临床医生考虑到需要排查艰难梭菌感染，及时进行粪便检测和艰难梭菌葡糖脱氢酶（glutamate dehydrogenase，GDH）联合（TcdA 和 TcdB）毒素酶联免疫法的"两步法"检测，结果提示双阳性，出现症状后 3 天内确诊，保证了诊治时机，立刻停用抗生素。患者以肝硬化、脾功能亢进为基础，但起病后白细胞升高明显，体温大于 38.5 ℃，严重低蛋白血症（ALB ＜ 30 g/L），分型为"重度"。患者合并并发症且有腹胀症状，诊疗方案选择一线药物万古霉素 125 mg，每日 4 次，治疗 10 天后症状明显改善，一年内无复发。

艰难梭菌多在大肠定植并释放毒素，正常的粪便菌群可起到保护性作用，毒素介导糖基化后细胞骨架解散使得结肠黏膜上皮大量死亡、中性粒细胞聚集形成伪膜，液体积聚从而产生水样便。广谱抗生素的应用可破坏原有的肠道微生态平衡。本例患者在入院前和入院后都应用了头孢类、碳青霉烯类抗生素，直至确诊停用，总时间超过1周。有研究发现应用 PPI、肝性脑病、低白蛋白是肝硬化患者发生艰难梭菌感染（Clostridium difficile infection，CDI）的高危因素，该患者存在多个危险因素，此类患者水样便时应加强护理、严密监测并尽快完善检查排查。MELD 评分是肝硬化合并艰难梭菌感染病死率的唯一危险因素，该患者 MELD 评分 24 分，属重症高危患者，治疗更应及时。美国一项研究发现，肝硬化病房患者艰难梭菌感染率约为3.7%，失代偿期肝硬化患者 CDI 发生率为 9%。我院 2018 年自引进GDH 联合毒素酶联免疫法以后 2 年，该病在失代偿期肝硬化中发病率仅为 0.4%，远低于国外文献报道。为减少漏诊，尽管指南没有明确提出，但有研究发现在高危人群，尤其是失代偿期肝硬化人群进行常规筛查可以明显降低肝硬化失代偿期并发症的病死率。

📋 魏红山教授病例点评

艰难梭菌感染是欧洲、北美，以及亚太地区院内感染性腹泻的最常见病因，也是全球范围内抗生素相关腹泻的主要致病菌。2017 年，美国共报告了 25 万例感染，其中 1.3 万人死亡。细菌毒素 A 和 B 是主要致病毒素，体外细胞培养显示具有协同细胞毒性作用。该菌感染导致多种临床表现，从无症状携带者到严重危及生命的败血症、中毒性巨结肠，以及伪膜性结肠炎。症状较重的患者与 *ST37* 基因型相关。细菌毒素 A 和 B 检测，是目前临床最常用的检查方法。糖肽类抗生素万古霉素，大环内酯类抗生素非达霉素

（fidaxomicin）对该菌有效。近期，贝兹洛妥单抗（中和毒素 B）也被 FAD 批准用于该菌感染的治疗。Ⅲ期临床研究显示，SER-109（纯化的厚壁菌孢子）对复发性患者有效。美国医疗保健流行病学学会及美国感染病学会近期对该病的临床管理指南进行了更新，强调对感染该菌的老年人群住院患者的诊断与筛查。本例患者为失代偿期肝硬化患者，免疫力低下，入院后出现腹泻，即早期对该患者进行了相应的检查，得以有效治疗并进一步阻断其院内传播。

【参考文献】

1. JIN K, WANG S, HUANG Z, et al. Clostridium difficile infections in China. J Biomed Res, 2010, 24（6）: 411-416.

2. ASEMPA T E, NICOLAU D P. Clostridium difficile infection in the elderly: an update on management. Clin Interv Aging, 2017, 12: 1799-1809.

3. CĂRUNTU F A, GHEORGHIȚĂ V. Clostridium difficile infection in hospitalized cirrhotic patients with hepatic encephalopathy. J Gastrointestin Liver Dis, 2016, 25（1）: 120-121.

4. OLMEDO M, REIGADAS E, VALERIO M, et al. Is it reasonable to perform fecal microbiota transplantation for recurrent Clostridium difficile infection in patients with liver cirrhosis? Rev Esp Quimioter, 2019, 32（2）: 205-207.

5. 徐英春，张曼. 中国成人艰难梭菌感染诊断和治疗专家共识. 协和医学杂志, 2017, 8（2）: 131-138.

6. KUEHNE S A, CARTMAN S T, HEAP J T, et al. The role of toxin A and toxin B in Clostridium difficile infection. Nature, 2010, 467（7316）: 711-713.

7. JIN D, TANG Y W, RILEY T V. Editorial: Clostridium difficile infection in the Asia-Pacific region. Front Cell Infect Microbiol, 2022, 12: 983563.

8. FEUERSTADT P, LOUIE T J, LASHNER B, et al. SER-109, an oral microbiome therapy for recurrent clostridioides difficile infection. N Engl J Med, 2022, 386（3）: 220-229.

（洪珊　整理）

病例 12　希佩尔 - 林道综合征合并 胰腺脓肿

病历摘要

【基本信息】

患者，男性，36岁。主因"间断皮肤、巩膜黄染 11 个月，加重 1 个月"入院。

现病史：患者 11 个月前（自 2018 年 12 月起）出现反复的皮肤、巩膜黄染，尿色加深，伴乏力及皮肤瘙痒，无明显陶土样便，无明显发热、畏寒及寒战，无腹痛、腹泻，无恶心、呕吐，无食欲下降，无口腔溃疡，无光过敏，无关节肿痛、脱发等症状，无特殊药物服用史，无"感冒"样症状，曾多次于当地医院就诊，查 ALT、AST 升高（390 ～ 566 U/L），胆红素（TBIL 197 μmol/L，DBIL 121 μmol/L），GGT 和 ALP 均明显升高，多于饮酒后出现，腹部 CT 提示胰腺多发囊肿，肾低密度结节。戒酒及保肝治疗后可有一定好转，近 1 个月加重，每周监测胆红素（升高 60 ～ 70 μmol/L），2 天前自觉皮肤瘙痒、乏力、尿黄，无明显发热、腹痛或大便颜色变浅，复查 TBIL 290 μmol/L，DBIL 185 μmol/L，ALT 10 U/L，病情加重，为进一步诊治就诊于我院。患者自发病以来，神志清楚，精神可，食欲照旧，睡眠欠佳，大便多为黄色软便，每日 1 次，间断有尿色加深，尿量无明显异常，体重无明显变化。

既往史：2013 年饮酒后发作急性胰腺炎，治疗后痊愈，影像学

笔记

检查提示胰腺多发囊肿；2017 年 6 月因左肾肿瘤于北京某医院行肾部分切除术；2019 年于北京另一医院诊断为 von Hippel -Lindau 综合征（希佩尔 – 林道综合征，VHL 综合征）。否认高血压、糖尿病、冠心病等慢性病病史；否认传染病病史；否认食物、药物过敏史；否认外伤、手术史。

个人史：吸烟 20 余年，平均 30 支 / 日；饮酒 14 年，5 年前平均每日饮白酒（45 度左右）250 g，红酒（10 度左右）500 g，近 1 个月戒酒。

家族史：父亲患有胰腺肿瘤，行手术切除，病理回报良性（具体不详）；叔叔、堂兄弟均患有胰腺多发囊肿，肾透明细胞瘤。

【体格检查】

体温 36.2 ℃，脉搏 60 次 / 分，呼吸 18 次 / 分，血压 120/70 mmHg。全身皮肤黏膜黄染，未见明显皮疹，心、肺、腹查体（–）。双下肢无明显水肿。

【辅助检查】

WBC 5.34×10^9/L，NE% 66.7%，NE 3.56×10^9/L，RBC 3.62×10^{12}/L，HGB 107.0 g/L，PLT 144.40×10^9/L。凝血组合四项：PTA 66.0%。肝功能：ALT 65.3 U/L，AST 73.6 U/L，TBIL 86.4 μmol/L，DBIL 75.5 μmol/L，GGT 126.7 U/L，ALP 425.6 U/L；肾功能及电解质大致正常。血 AMY（–）。腹部 CT：肝内胆管扩张，胰腺多发囊肿，胰头囊肿；左肾局部实质变薄。

【诊断及诊断依据】

诊断：梗阻性黄疸、胰腺多发囊肿、VHL 综合征、肾部分切除术后。

诊断依据：患者青年男性，腹部影像学提示胰腺多发囊性病变，考虑多囊胰腺，合并肾脏肿瘤，故诊断为 VHL 综合征 I 型。

【治疗经过】

入院后完善检查，追问病史，患者既往曾行 ERCP+ 胆道塑料支架置入术，术后患者胆红素下降不理想，术后 3 个月拔出胆道塑料支架，建议患者再次行 ERCP+ 胆道塑料支架置入术，患者坚决拒绝，在与患者充分沟通前提下，2019 年 11 月 7 日行 ERCP+DSA 下胆道金属覆膜支架成形术（图 1-12-1），术后皮肤、巩膜黄染好转。

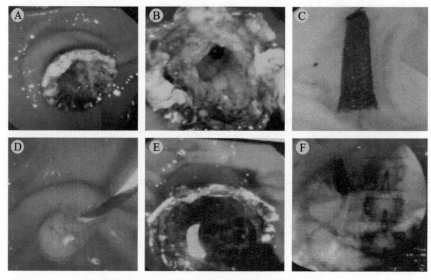

图 1-12-1 ERCP+ 胆道金属支架成形术操作

2019 年 11 月 13 日出现腹痛、发热，查体：右上腹包块，伴压痛，皮肤、巩膜黄染再次加重，血象升高（WBC 10.50×10^9/L，NE% 79.44%），CRP 127.6 mg/L，PCT 1.37 ng/mL。复查腹部 CT（图 1-12-2）：胰头囊肿较前增大，考虑胰腺囊肿继发感染，予以亚胺培南西司他丁抗感染治疗，患者感染控制不佳，2019 年 11 月 16 日出现脓毒血症、脓毒症休克表现，紧急行床旁超声引导下胰腺脓肿穿刺术，抽出灰白色脓性分泌物 350 mL，保留闭式引流，每日冲洗。患者体温逐步恢复正常，腹痛消失，血象及肝功能逐步恢复正常，腹部包块消失，腹部超声示囊腔逐步缩小，引流量逐步减少。2019 年 12 月 2 日囊腔内注射聚桂醇 10 mL 后拔管。治疗结果：患者 2019 年 12 月 5 日病情好转出院。

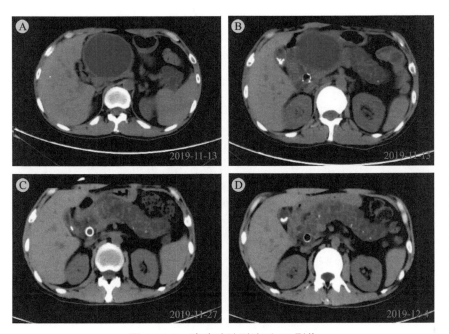

图 1-12-2　胰腺脓肿引流后 CT 影像

【随访】

2020 年 5 月 7 日再次入院复查，胰头囊肿消失。2020 年 5 月 7 日行 ERCP+ 胆道支架取出术，术后病情平稳，2020 年 5 月 12 日出院。

病例分析

VHL 综合征是一种家族性常染色体显性遗传的肿瘤性疾病，临床罕见，发生率为 1/50 000 ～ 1/36 000，患者的肿瘤抑制基因 *VHL* 发生突变，*VHL* 基因位于 3 号染色体短臂（3p25-26），在调控细胞周期、细胞生长相关基因的表达过程中发挥着重要作用，*VHL* 基因编码 VHL 蛋白，VHL 蛋白失活导致其下游底物（HIF-α 等）上调，促进一系列促癌因子的表达是主要发病机制。*VHL* 基因突变会诱导细胞增殖、趋化和血管生成，抑制细胞的凋亡，促进高度血管化的肿瘤发生。VHL 综合征是一种多器官肿瘤综合征，包括脑、脊髓、视网膜、胰腺、肾脏等，其中胰腺病变是其重要临床表现之一。

基因检测是 VHL 综合征诊断的金标准，但该检查目前尚未广泛开展，所以目前主要依据临床表现诊断。诊断标准为：①有明确家族史，存在血管母细胞瘤（中枢神经系统或视网膜）、肾癌、嗜铬细胞瘤、胰腺多发囊肿或神经内分泌瘤及内耳淋巴囊肿瘤等肿瘤之一；②无家族史，出现至少 2 个血管母细胞瘤或 1 个血管母细胞瘤加上 7 种肿瘤之一。以基因突变类型为基础将 VHL 综合征分为 2 型：Ⅰ型基因改变主要为缺失和截断，临床表现为视网膜和中枢神经系统血管母细胞瘤及肾透明细胞癌，一般无嗜铬细胞瘤；Ⅱ型基因改变主要为错义突变，临床常合并嗜铬细胞瘤。该例患者腹部影像学提示胰腺多发囊性病变，考虑多囊胰腺，合并肾脏肿瘤，故诊断为 VHL 综合征Ⅰ型。

约 60% 的 VHL 综合征患者合并胰腺病变，以单纯囊肿最常见，一般为多发，大小不等，弥漫分布于整个胰腺，一般认为，胰腺囊肿无恶性倾向，一般不需要手术治疗，但该患者多囊胰腺并发梗阻性黄疸，且反复发作，进行性加重，有治疗指征，曾行 ERCP+ 塑料支架引流，引流效果不佳，此次行 ERCP+ 金属支架再次内引流，患者黄疸消退，但出现了胰腺脓肿，考虑手术所致的囊肿破裂继发感染，予以保守药物抗感染治疗效果不佳，经胰腺脓肿穿刺引流后症状好转，半个月后拔出引流管并注射聚桂醇后，患者囊肿未再复发。5 个月后复查，胰头囊肿消失，拔出胆道金属支架。笔者近期再次电话随访患者，患者至今未再发作黄疸，病情稳定。VHL 综合征的胰腺病变而导致的胆道受压，继而出现梗阻性黄疸病变的治疗，目前主要有两种方案：一是引流治疗，包括内引流和外引流治疗；二是外科手术治疗。对于此类患者治疗方案的选择是具有挑战性的，通过对此例患者的诊治，结合文献回顾，我们的经验是：考虑术后效果不持久及并发症的问题，应谨慎采用 ERCP 内引流术，外引流治疗或外科手术治疗可能为更佳的选择。

魏红山教授病例点评

VHL 综合征，为 *VHL* 肿瘤抑制基因功能缺失突变导致的一系列临床综合征，通常与血管母细胞瘤、透明细胞肾细胞癌，以及副神经节瘤的风险增加有关。*VHL* 基因产物为泛素连接酶的底物识别亚单位，其靶向异二聚体缺氧诱导因子（HIF）的 α 亚单位，以便在有氧状态下，靶向蛋白酶体降解。因此，抑制 *HIF* 应答基因产物血管内皮生长因子（VEGF）的药物现在是该综合征合并肾癌治疗的主要药物。由于该病属于家族性多肿瘤综合征，对该类患者进行早期基因筛查，有助于早期诊断。该病半数以上患者合并胰腺受累。本例患者确诊较早，突出表现为梗阻性黄疸，影像学及 ERCP 证实为胰腺囊肿压迫所致。对肿瘤尤其是肾癌患者，合并胆道梗阻时，需要考虑该病的可能。

【参考文献】

1. ALBINANA V, VILLAR K, MOTA-PEREZ M, et al.Propranolol decreases the viability and triggers apoptosis in hemangioblastoma cells from Von Hippel-Lindau

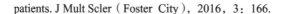

patients. J Mult Scler（Foster City），2016，3：166.

2. HAND C C，BRINES M. Promises and pitfalls in erythopoietin-mediated tissue protection：are nonerythropoietic derivatives a way forward？ J Investig Med，2011，59（7）：1073-1082.

3. VARSHNEY N，KEBEDE A A，OWUS-DAPAAH H，et al. A review of Von Hippel-Lindau syndrome. Kindney Cancer VHL，2017，4（3）：20-29.

4. 董毅，纪明哲，陈丹磊 .Von Hippel-Lindau 综合征胰腺病变诊治进展 . 肝胆胰外科杂志，2017，29（6）：526-528.

5. 北京医学会罕见病分会 . 中国 von Hippel-Lindau 病诊治专家共识 . 中华医学杂志，2018（28）：2220-2224.

6. BOUJAOUDE J，SAMAHA E，HONEIN K，et al.A benign cause of obstructive jaundice with von Hippel-Lindau disease. A case report and review of the literature. JOP，2007，8（6）：790-794.

7. LIANG X，HU F，MA Z，et al.Obstructive jaundice due to von Hippel-Lindau disease-associated pancreatic lesions：a case report. Oncol Lett，2014，8（1）：446-448.

8. AYLOO S，MOLINARI M.Pancreatic manifestations in von Hippel-Lindau disease：a case report.Int J Surg Case Rep，2016，21：70-72.

9. KAELIN W G Jr. Von Hippel-Lindau disease：insights into oxygen sensing，protein degradation，and cancer. J Clin Invest，2022，132（18）：e162480.

10. HUDLER P，URBANCIC M. The role of VHL in the development of von Hippel-Lindau disease and erythrocytosis. Genes（Basel），2022，13（2）：362.

（马佳丽　整理）

病例 13　艾滋病合并巨细胞病毒胃溃疡

病历摘要

【基本信息】

患者，男性，52岁。主因"上腹痛6个月，伴发热3个月，加重1个月"入院。

现病史：患者于6个月前因上腹痛于当地医院做胃镜前筛查发现HIV抗体阳性，疼痛无明显规律，以上腹部为主，未向其他部位放射，无反酸、胃灼热，无恶心及呕吐，无吞咽困难，无畏寒发热，无腹泻，在当地医院行钡餐检查后考虑为"胃溃疡，萎缩性胃炎"（具体未见报告），给予"奥美拉唑，溃疡宁胶囊"等药物治疗，上腹痛症状无好转，近1个月上腹痛症状加重，伴间断发热，发热无明显规律，最高体温39℃左右，伴畏寒、乏力、盗汗、咳嗽（干咳无痰），自诉外院头颅磁共振和胸部X线片未见异常（未见报告），在当地医院输液治疗（具体不详），体温恢复正常，仍有上腹痛，为进一步诊治，门诊以"上腹痛，艾滋病"收入院。患者自发病以来，体重下降约15kg，食欲、体力下降，排便、排尿正常。

既往史：1年前左大腿处出现带状疱疹，经治疗好转，遗留大片暗红色瘢痕。近1年反复口腔溃疡及白斑，发现双足趾甲灰白，粗糙，否认高血压、糖尿病病史，否认结核病史，否认手术、外伤史。

个人史：务农，否认地方病疫区居住史，否认冶游史。吸烟10年，每日30支；饮酒10年，每日饮酒量150～200g，已戒酒半年。妻子HIV抗体（－），2子女健康。

【体格检查】

体温 37.8 ℃，脉搏 100 次 / 分，呼吸 22 次 / 分，血压 90/60 mmHg。神志清楚，发育正常，体形适中，慢性病容，全身皮肤黏膜颜色正常，未见淤斑、淤点及皮下出血，巩膜未见黄染，肝掌及蜘蛛痣阴性，全身浅表淋巴结未触及肿大。心肺查体未见明显异常。腹部平坦，腹软，上腹部轻压痛，反跳痛（−），未触及包块，肝脾肋下未触及，叩诊呈鼓音，移动性浊音阴性，肠鸣音正常，3 次 / 分，未闻及高调肠鸣音及金属音，左大腿处可见大片暗红色瘢痕，双下肢无水肿，神经系统病理征（−）。

【辅助检查】

血常规：WBC 8.50×10^9/L，NE% 81.58%，RBC 4.06×10^{12}/L，HGB 126 g/L，PLT 209.4×10^9/L。ESR 46.0 mm/h，CRP 5 mg/L。凝血功能：PT 12.4 s，PTA 88.0%。

电解质 + 肾功能 + 血糖：K^+ 3.94 mmol/L，Na^+ 131 mmol/L，GLU 4.24 mmol/L，UREA 2.96 mmol/L，CERA 71.0 μmol/L。肝功能：ALT 41.2 U/L，AST 47.4 U/L，TBIL 11.9 μmol/L，DBIL 5.9 μmol/L，乙肝系列：HBsAb（+），HBcAb（+）。HIV 抗体（+）。

人巨细胞病毒核酸定量＜ 5.0×10^2 copies/mL，巨细胞病毒 IgM（−），巨细胞病毒 IgG（+），辅助 T 细胞亚群：T 淋巴细胞 / 淋巴细胞 78%，T 淋巴细胞 999 cells/μL，$CD8^+$ T 淋巴细胞 901 cells/μL，$CD4^+$ T 淋巴细胞 73 cells/μL，$CD4^+$ T 淋巴细胞 /$CD8^+$ T 淋巴细胞 0.08，AFP 3 ng/mL，CEA 17.1 ng/mL，血清 CA19-9 3.2 U/mL。

胸部 CT：两肺内炎症，右肺上叶实变影。

电子胃镜（图 1-13-1）：黏膜明显充血水肿，贲门充血水肿，溃疡形成，取病理 3 块，胃角胃窦幽门巨大占位病变，中央不规则溃

疡，取病理 3 块，幽门口不全梗阻。诊断：食管炎，贲门溃疡，胃
窦幽门巨大溃疡，幽门口不全梗阻。胃镜检查病理结果（图 1-13-2）：
（胃窦）呈慢性炎，可见 CMV 感染之包涵体，并经免疫组化染色证
实为 CMV 感染。免疫组化结果：CMV（＋）。

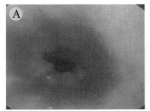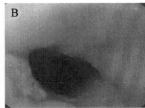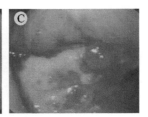

图 1-13-1　电子胃镜

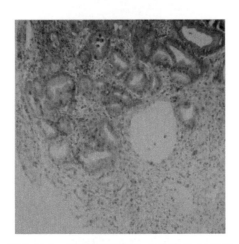

图 1-13-2　胃镜取材病理（HE 染色 ×200）

　　治疗 4 周后复查电子胃镜（图 1-13-3）：真菌性食管炎，贲门糜
烂，胃窦巨大溃疡 A2 期（恶性待除外）。胃镜下取材病理回报（图
1-13-4）：（胃窦）幽门腺胃黏膜组织 3 块，呈慢性炎，局灶腺体扩
张，并见炎性渗出 2 块，（食管）炎性坏死渗出 2 块，其内可见散在
核大深染细胞。特殊染色 ASA（＋），六胺银染色（＋），可见真菌菌
丝，考虑为溃疡形成伴真菌感染，如怀疑恶性，建议复取。免疫组
化结果：CMV（－）。

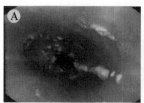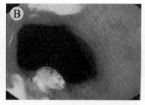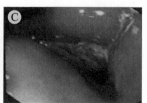

图 1-13-3　复查电子胃镜

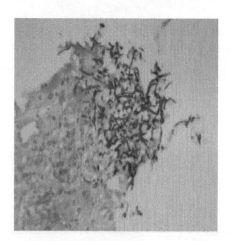

图 1-13-4　复查胃镜取材病理（PAS 染色 ×100）

【诊断及诊断依据】

诊断：艾滋病合并巨细胞病毒胃溃疡、真菌性食管炎。

诊断依据：①患者青壮年男性，间断上腹痛症状，在当地医院因"胃溃疡"治疗效果不佳，来我院住院。②根据胃镜检查结果提示真菌性食管炎，胃窦可见巨大溃疡，病理诊断胃窦明确可见 CMV 感染之包涵体，巨细胞病毒胃溃疡诊断明确，（食管）炎性坏死渗出，其内可见散在核大深染细胞。特殊染色可见真菌菌丝，考虑为溃疡形成伴真菌感染，结合患者艾滋病基础，存在免疫缺陷因素，真菌性食管炎诊断明确。③艾滋病：根据病史及化验结果，诊断明确。

【治疗经过】

住院期间给予雷贝拉唑 1 粒 qd 口服抑酸，氟康唑 0.1 g qd 口服治疗真菌性食管炎，更昔洛韦 250 mg q12h 抗病毒治疗，患者出现发热，不除外药物因素及巨细胞病毒感染未控制，后改为膦甲酸 3 g q8h 治疗，并开始高效抗反转录病毒治疗（司他夫定 30 mg bid，拉米夫定 300 mg qd，依非韦伦 600 mg qn），抗病毒治疗 3 周，患者体温正常，腹痛症状缓解，抗病毒方案减量为膦甲酸钠 3 g q12h 巩固治疗，病情稳定后出院。

【随访】

3 个月后随访病情稳定，上腹部疼痛症状缓解。1 年后复查电子胃镜（图 1-13-5）：慢性浅表性胃炎，胃窦瘢痕形成?（待病理回报）显示胃巨大溃疡已痊愈。病理结果（图 1-13-6）：（胃窦）幽门腺胃黏膜组织 2 块，呈慢性活动性炎。

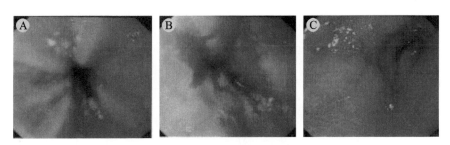

图 1-13-5　1 年后复查电子胃镜

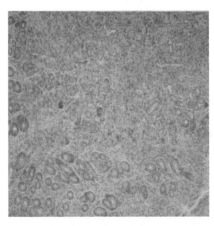

图 1-13-6　1 年后复查胃镜取材病理（HE 染色 ×100）

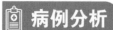 **病例分析**

结合患者病史，青壮年男性，反复上腹痛，有艾滋病的基础病史，胃溃疡经 PPI 类药物治疗效果不佳，症状缓解不明显，艾滋病免疫功能低下，需除外恶性肿瘤、淋巴瘤、真菌、结核等特殊感染性疾病，经胃镜检查及病理发现 CMV 感染证据，诊断巨细胞病毒胃溃疡明确，抗病毒联合 HAART 有效，随访 3 个月症状缓解，1 年后复查胃巨大溃疡基本痊愈。HIV 感染，造成机体免疫缺陷，容易出现各种机会性感染，比如 CMV、结核、真菌等感染。CMV 感染可以造成多系统病变，表现为侵犯眼睛、肺部、消化系统及神经系统，消化系统常有消化不良、腹痛、腹泻等各种临床症状，胃镜下多以糜烂、溃疡性病变表现为主，CMV 感染累及食管，肠道病变临床较常见，该病例病灶主要表现为胃巨大溃疡，镜下疑似恶性肿瘤，不过一次病理取材就发现了 CMV 感染证据，给予了及时诊断及治疗。根据文献报道 CMV 感染病灶好发于胃窦，以孤立性溃疡及多发糜烂为主，溃疡基底或溃疡边缘活检，均提示有包涵体。对于确诊为 CMV 胃肠道感染患者，均应接受抗 CMV 治疗，根据专家共识，首先考虑更昔洛韦，若无法耐受，可考虑膦甲酸钠静脉滴注或者口服缬更昔洛韦，抗 CMV 治疗同时，启动 HAART。

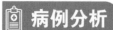 **魏红山教授病例点评**

HIV 感染都以低水平慢性炎症和免疫激活为特征。CMV 感染在免疫功能正常的个体中很少发展为临床疾病。但 HIV 感染者中 CMV 可以诱导广泛而强烈的 T 细胞反应，从而诱导全身慢性炎症反应，

HIV 感染合并慢性腹泻的患者中，多数合并 CMV 感染，但导致胃巨大溃疡较为少见。该病例首次在我院行胃镜检查发现巨大溃疡，形态类似恶性肿瘤表现，经病理提示为 CMV 感染。对上消化道巨大溃疡治疗效果不佳，合并免疫缺陷基础病史的患者，甚至咽部难以愈合的溃疡，宜警惕 CMV 机会性感染的存在。早期进行胃镜组织病理及病毒核酸检测，有助于早期诊断。胃镜操作注意取材深度及部位，没有病理证据情况下，可考虑复取材。目前针对非免疫抑制宿主感染 CMV 致胃部病变的病例逐渐增多，值得引起我们的重视。联合更昔洛韦治疗，有助于溃疡的早期愈合。

【参考文献】

1. MARQUES S, CARMO J, PINTO D, et al. Cytomegalovirus disease of the upper gastrointestinal tract：a 10-year retrospective study. GE Port J Gastroenterol，2017，24（6）：262-268.

2. 王宝珊，陈志平，洪东贵，等 . 非免疫抑制宿主感染巨细胞病毒致胃溃疡 1 例并文献复习 . 解放军医学杂志，2022，47（8）：817-823.

3. 施言，高静，吴乾能，等 . 艾滋病合并消化道溃疡的内镜下表现 . 中国内镜杂志，2022，28（7）：39-45.

4. "十三五"国家科技重大专项艾滋病机会性感染课题组 . 艾滋病合并巨细胞病毒病临床诊疗的专家共识 . 西南大学学报（自然科学版），2020，42（7）：20-37.

5. 肖艳华，李凌华，苏锦清，等 . 艾滋病患者 CMV 感染致消化道假瘤 5 例临床病理分析 . 临床与实验病理学杂志，2021，37（2）：157-161.

6. FAKHREDDINE A Y, FRENETTE C T, KONIJETI G G. A practical review of cytomegalovirus in gastroenterology and hepatology. Gastroenterol Res Pract，2019，2019：6156581.

（周玉玲　整理）

病例 14　HIV 感染者合并病毒性食管炎

病历摘要

【基本信息】

患者，男性，37 岁。主因"间断发热 8 月余，吞咽疼痛 1 月余，HIV 抗体阳性 3 天"入院。

现病史：患者 8 个月前无诱因出现发热（低热），发现左侧腋窝淋巴结肿大，1 个月前患者开始出现进食水后胸骨疼痛明显，伴吞咽困难。10 天前患者开始发热。3 天前患者于当地医院查 HIV 抗体阳性，确证试验阳性。为进一步诊治入我院。

既往史：否认输血史，否认冶游史，否认高血压、冠心病、糖尿病病史，否认食物、药物过敏史，否认手术、外伤史。

个人史：无特殊，未婚，无烟酒等嗜好。

【体格检查】

体温 36.4 ℃，脉搏 70 次 / 分，呼吸 18 次 / 分，血压 115/67 mmHg。身高 175 cm，体重 53 kg。正常面容，肝掌、蜘蛛痣均阳性，皮肤黏膜无黄染，左侧腋窝可触及数个肿大淋巴结，最大径约有 2 cm，触痛阳性，部分融合。心肺未见异常。腹部平坦，中上腹压痛阳性，反跳痛阴性，腹部未触及包块，肝、脾、胆囊未触及，Murphy 征阴性，麦氏点无压痛，双侧输尿管无压痛，肝区叩痛阴性。移动性浊音阴性。肠鸣音正常。双下肢无水肿。

【辅助检查】

ESR 89 mm/h。血常规：WBC 3.44×10^9/L，NE% 93%，RBC

3.5×10^{12}/L，HGB 99.9 g/L，PLT 84.4×10^{9}/L。肝功能：ALT 17.7 U/L，AST 32.7 U/L，TBIL 13.2 U/L，ALB 27.9 g/L，CHE 4323 U/L。电解质：K^+ 3.68 mmol/L，Na^+ 133.6 mmol/L，Cl^- 101.8 mmol/L，UREA 4.75 mmol/L，CREA 67 μmol/L。甲、丙、丁、戊肝抗体阴性，肿瘤系列：CA72-4 9.79 U/mL。NSE 4.48 ng/mL；铁蛋白 741.10 ng/mL。真菌 D-葡聚糖＜5 pg/mL。新型隐球菌抗原阴性。T 淋巴细胞 50 cells/μL，$CD8^+$ T 淋巴细胞 47 cells/μL，$CD4^+$ T 淋巴细胞 1 cells/μL。CMVpp65 抗原阴性，CMV-IgG 阳性。CMV-IgM 阴性。腋下淋巴活检抗酸染色阳性。

心电图：未见异常。

胸部 CT：右肺阻塞性肺炎。

胃镜：食管下段距离门齿 35 cm 至贲门见环食管壁的巨大溃疡（图 1-14-1），边缘黏膜增生，溃疡表面组织质地偏脆，有疑似"表面黏膜缺失"的表现。取组织 6 块送检病理。

食管病理（图 1-14-2）：（黏膜组织 1 块）呈慢性炎，间质淋巴细胞、嗜酸性粒细胞浸润，可见病毒包涵体，结合免疫组化：CMV（＋），CK AE1/3（＋），Ki-67（约 30%＋），特殊染色：PAS（−），抗酸染色（−），考虑为 CMV 感染。

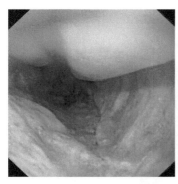
图 1-14-1　食管巨大溃疡

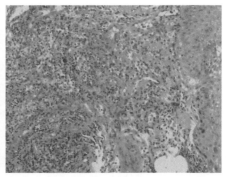
图 1-14-2　食管病理（HE 染色 ×400）

【诊断及鉴别诊断】

诊断：艾滋病、食管巨大溃疡、食管癌？食管结核？其他特殊感染导致食管病变？

鉴别诊断：①食管癌：食管巨大溃疡，质地脆，边缘增生明显。在艾滋病患者中各种类型的消化道肿瘤非常常见。②食管结核：患者淋巴结抗酸染色阳性，淋巴结结核诊断明确。不排除合并有淋巴结结核可能。③其他特殊感染引起的食管病变：患者 CD4$^+$T 淋巴细胞计数仅为 1 cell/μL，机体免疫力极为低下，有可能发生各种类型的特殊感染，如侵袭性真菌感染、结核分枝杆菌感染，疱疹病毒或 EB 病毒感染等。

【治疗经过】

患者青年男性，以进食后胸骨后不适为主要表现，诊断艾滋病明确，经抑制胃酸、黏膜保护剂等治疗后效果欠佳，行胃镜检查提示食管巨大溃疡，食管病理提示可见病毒包涵体，CMV（＋），证实为 CMV 食管炎。

明确诊断后给予奥美拉唑（40 mg q12h）抑酸，铝镁加混悬液 10 mL tid 餐前口服保护黏膜治疗，膦甲酸钠氯化钠注射液 3 g ivgtt q8h 静脉滴注治疗 CMV 感染，同时给予 HAART（d4T+3TC+EFV）抗 HIV 治疗。

【随访】

患者出院后未再出现明显胸骨疼痛，伴吞咽困难等症状。

治疗 1 个月后复查胃镜（图 1-14-3）：食管下段的巨大溃疡底部较 1 个月前明显光滑，有愈合表现。

治疗 2 个月后复查胃镜（图 1-14-4）：食管溃疡黏膜基本愈合，部分黏膜肥大、增生样改变。

笔记

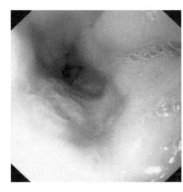 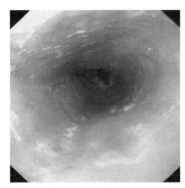

图 1-14-3 治疗 1 个月后复查胃镜　图 1-14-4 治疗 2 个月后复查胃镜

病例分析

巨细胞病毒属于疱疹病毒科、DNA 病毒，可通过胎盘、接触、注射、输血或器官移植等途径感染，人一旦发生 CMV 感染，常终身携带病毒。巨细胞病毒食管炎既可以发生在免疫力缺陷的患者，也可以发生在免疫力正常的患者，如 HIV 感染、器官移植、恶性肿瘤、长期大量应用糖皮质激素、长期大量服用免疫抑制剂、糖尿病、老年等患者。巨细胞病毒感染可以引起视网膜炎、结肠炎、食管炎、肝炎、脑炎、肺炎等一系列并发症。其中巨细胞病毒性食管炎主要表现为胸痛、吞咽痛、胃肠道出血（呕血、黑便），还有患者会表现为体重下降、吞咽困难等。内镜下表现为食管全程或以食管中下段为主的黏膜糜烂，以及边界规则、基底平整的溃疡，伴或不伴有白斑，也可合并胃、十二指肠和结肠的病变。

巨细胞病毒性食管炎诊断除了一些特异性的内镜下表现外，关键在于活检组织里发现细胞核内巨细胞病毒包涵体，免疫组化阳性被认为是诊断巨细胞病毒食管炎的"金标准"。此外，血清学检测、PCR 法检测巨细胞病毒 DNA、血清或尿液的培养均为重要的辅助诊

笔记

断方法。巨细胞病毒感染的抗病毒治疗，应用最广泛的是静脉滴注更昔洛韦，疗程至少 2 ～ 3 周，对于更昔洛韦不耐受者，可考虑用膦甲酸钠治疗。

该患者在进行 HAART 方案的同时使用了膦甲酸钠抗病毒治疗近 1 个月后，剑突下疼痛消失，食管病变明显愈合，提示抗 CMV 治疗有效。

引起食管溃疡的病因较多，内镜下表现也多种多样。首先，应与肿瘤性疾病做好鉴别，以免误诊，耽误病情；其次，对于免疫功能异常的患者，当内镜下发现边界规则、基底平整、覆有白苔的溃疡时，在排除常见的病因后，需考虑到巨细胞病毒性食管炎的可能，完善病理、免疫组化进而明确诊断。一旦确诊，建议给予抑制胃酸药物及黏膜保护剂的同时积极加用足量、足疗程的抗 CMV 治疗。

魏红山教授病例点评

食管溃疡是 HIV 感染患者的一个常见共患病。巴西的报告显示，高达 10.27% 的 HIV 感染者合并食管溃疡，其中多数患者合并 CMV 感染；甚至某些患者，无明确的其他病毒感染，而被诊断为 HIV 感染特发性食管溃疡，或以特发性巨大食管溃疡为 HIV 感染早期突出的临床表现。因此，对 HIV 感染合并食管相关症状的患者，如吞咽困难、胸骨后疼痛、反酸等症状，早期行上消化道内镜检查，有助于 HIV 感染合并食管溃疡的诊断。内镜检查对食管溃疡的诊断敏感性接近 100%，特异性高于 80%。溃疡组织活检病理学检查，有助于病因学诊断。抑酸药物疗效不佳的患者，建议早期应用更昔洛韦或膦甲酸钠治疗，有助于溃疡愈合。

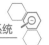

【参考文献】

1. HOVERSTEN P，KAMBOJ A K，WU T T，et al. Risk factors，endoscopic features，and clinical outcomes of cytomegalovirus esophagitis based on a 10-year analysis at a single center. Clin Gastroenterol Hepatol，2020，18（3）：736-738.

2. BRUNALDI M O，REZENDE R E，GARCIA S B，et al. Esophageal ulcer in Brazilian patients with HIV：prevalence and comparative analysis among diagnostic methods. AIDS Patient Care STDS，2010，24（5）：311-316.

3. MARTÍN-LAGOS MALDONADO A，GUILARTE LÓPEZ-MAÑAS J，BENAVENTE FERNÁNDEZ A. Idiopathic esophageal ulcer as an initial manifestation of HIV infection. Rev Esp Enferm Dig，2017，109（8）：596-597.

4. LV B，CHENG X，GAO J，et al. Human immunodeficiency virus（HIV）is highly associated with giant idiopathic esophageal ulcers in acquired immunodeficiency syndrome（AIDS）patients. Am J Transl Res，2016，8：4464-4471.

（蒋煜　整理）

病例 15 失代偿期乙肝肝硬化合并
胆总管结石

病历摘要

【基本信息】

患者，女性，60岁，退休人员。主因"右上腹痛、尿黄1周"入院。

现病史：患者1周前饱食后出现右上腹痛，伴腰背部放射痛，空腹时自觉症状减轻，同时自觉眼黄、尿黄，无发热，无胸闷、憋气，无恶心、呕吐，无腹泻。2天前于我院门诊就诊，肝功能：ALT 53 U/L，AST 100.4 U/L，TBIL 127.8 μmol/L，DBIL 91.1 μmol/L，ALB 29.3 g/L，GGT 83.4 U/L，ALP 145 U/L，CRP 3.8 mg/L。凝血功能：PTA 51%。现为进一步诊治收入我院肝病科。患者自发病以来，精神、睡眠可，食欲一般，小便色黄，大便如常，近期体重无明显变化。

既往史：30余年前发现HBsAg阳性，未诊治；22年前在我院诊断为乙肝肝硬化失代偿期，反复因腹腔积液、腹腔感染、肝性脑病于我院住院治疗；10余年前开始口服拉米夫定抗病毒治疗，后因耐药改用阿德福韦酯抗病毒治疗，2年前改为丙酚替诺福韦抗病毒治疗，应用至今，近2年乙肝病毒定量均为阴性。13年前患新型隐球菌脑炎，予以氟康唑、氟胞嘧啶治愈。4年前摔倒后致右侧股骨头骨折，行保守治疗。3年前发现胆囊结石，无症状，未治疗。否认高血压、冠心病、糖尿病病史，对磺胺类药物过敏，表现为皮疹。

个人史：否认吸烟、饮酒史，否认手术史，否认输血史，否认冶游史，离异，育有 1 女，体健。

家族史：父亲健在，母亲死于冠心病，母亲有乙肝病史。

【体格检查】

体温 36 ℃，脉搏 66 次 / 分，呼吸 19 次 / 分，血压 131/66 mmHg。体重 58 kg，BMI 22.65 kg/m²。发育正常，肝病面容，全身皮肤黏膜中度黄染，肝掌阳性，蜘蛛痣阳性。巩膜中度黄染。双侧呼吸运动均匀对称，双肺叩诊呈清音，双肺呼吸音清，未闻及干湿啰音及胸膜摩擦音。心界不大，心率 66 次 / 分，心律齐，与脉搏一致，A2 ＞ P2，各瓣膜听诊区未闻及病理性杂音。腹部平坦，右上腹压痛阳性，无反跳痛，Murphy 征可疑阳性，麦氏点无压痛，移动性浊音阳性，肠鸣音 4 次 / 分，右下肢活动受限，双下肢无水肿，四肢肌力、肌张力正常，病理征均阴性。

【辅助检查】

血常规：WBC 1.46×10^9/L，NE 0.76×10^9/L，NE% 52.10%，HGB 117.0 g/L，PLT 26.0×10^9/L；肝功能：ALT 34.6 U/L，AST 72.7 U/L，TBIL 89.7 μmol/L，DBIL 62.3 μmol/L，ALB 26.2 g/L，GGT 64.2 U/L，ALP 108.4 U/L，CRP 1.6 mg/L，CHE 1593 U/L；电解质＋肾功能＋血糖＋血氨：K^+ 3.60 mmol/L，Na^+ 145.6 mmol/L，Cl^- 112.5 mmol/L，UREA 5.65 mmol/L，CREA 76.5 μmol/L，NH_3 35.0 μmol/L；凝血功能：PTA 44%；$CD4^+$ T 淋巴细胞 287 cells/μL；HBV-DNA 定量阴性；腹部彩超：肝硬化、脾大、门静脉高压、腹腔积液、左侧少量胸腔积液，胆囊显示不清；腹部 CT 平扫＋增强：胆总管下段多发高密度结石，胆总管略扩张，肝硬化，脾大，食管下段、胃底静脉曲张，脾肾分流，脾静脉瘤样扩张，脐静脉开放，肝内小囊肿，胃窦部胃

笔记

壁稍增厚，右侧间位结肠。

【诊断】

胆总管结石、梗阻性黄疸、乙肝肝硬化失代偿期（食管胃静脉曲张、白细胞减少、血小板减少、低蛋白血症、腹腔积液、胸腔积液）、右股骨颈骨折后、右股骨头缺血坏死。

【治疗经过】

肝病方面：继续丙酚替诺福韦抗病毒治疗，患者存在少量胸腔积液及腹腔积液、低蛋白血症，予以间断输注人血白蛋白纠正低蛋白血症，口服呋塞米、螺内酯利尿消水治疗。

胆总管结石方面：入院后先选择保肝、退黄等保守治疗。第7天复查肝功能：TBIL 207.8 μmol/L，DBIL 137.9 μmol/L，较前明显升高，由肝病科转入消化内科继续治疗。第10天，行ERCP+胆道塑料支架置入术解除胆管梗阻（图1-15-1），术后黄疸恢复良好，TBIL从术前207.8 μmol/L（第10天）降至85.7 μmol/L（第21天）；ERCP术后当日出现高淀粉酶血症，血AMY 179.0 U/L，无腹痛，次日降至正常。第20天患者出现喘憋，完善腹部彩超提示胸腔积液及腹腔积液增多，考虑喘憋与胸腔积液及腹腔积液增多相关，加强输注人血白蛋白纠正低蛋白血症及静脉应用利尿剂治疗，2天后喘憋症状明显缓解。第29天复查TBIL 97.2 μmol/L，较前有升高，完善腹部X线片未见胆管内支架，考虑支架脱落。开始连续3天输注新鲜血浆200 mL，第31天上午输注血小板1 U，复查PLT 52×10⁹/L，PTA 56%，下午行ERCP+十二指肠乳头括约肌切开取石术，术中顺利取出多枚结石（图1-15-2），术中胆汁送检培养，后结果回报为粪肠球菌，对抗生素均敏感，考虑为标本污染，未予以抗生素治疗。术中、术后均无出血、腹痛、发热等表现。第32天，复查 TBIL 80.8 μmol/L。第 35 天，出院。

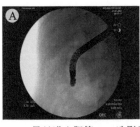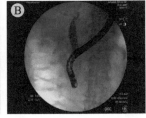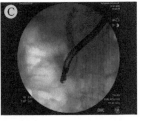

A. 导丝进入胆管；B. 造影显示胆总管充盈缺损；C. 置入胆管塑料支架（7.0 Fr×7 cm）。

图 1-15-1　第 1 次 ERCP

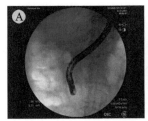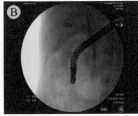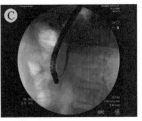

A. 导丝进入胆管；B. 造影显示胆总管多发充盈缺损；C. 取石网篮取石。

图 1-15-2　第 2 次 ERCP

【随访】

出院后 2 周、1 个月、3 个月、6 个月、9 个月及 12 个月门诊随诊，患者均未诉右上腹痛及后背部放射痛症状发生，TBIL 逐步下降至 20.6 μmol/L。3 个月、6 个月及 12 个月复查腹部彩超：胆囊腔内及胆总管内均未见结石影。

病例分析

患者老年女性，临床表现为右上腹痛伴腰背部放射痛、眼黄、尿黄，既往有胆囊结石病史，查体右上腹压痛阳性，无反跳痛，Murphy 征可疑阳性。化验提示总胆红素中度升高，直接胆红素占 71.3%。腹部 CT：胆总管下段多发高密度结石，考虑胆管结石伴梗阻性黄疸诊断明确。入院后患者右上腹痛症状有减轻，且 TBIL 127.8 μmol/L 下降至 89.7 μmol/L。消化内科会诊意见：建议完善磁共振胰胆管成像评估胰胆管情况（后因患者存在宫内节育器无法完善），目前不除外胆管结石自行排出至十二指肠的可能，同时无胆系感染、胰腺炎表现，结合患者白细胞、血小板严重低下，凝血机制差，ERCP 并发出血、感染概率高，建议保守治疗。普外科会诊意见：患者 Child-Pugh C 级，无法耐受外科手术。妇产科会诊意见：患者目前宫内节育器不是主要问题，待患者肝功能好转，再考虑宫内节育器取出。第 10 天，因黄疸再次迅速升高，拟行 ERCP，考虑患者血小板严重低下（26.0×10^9/L）及凝血机制差（PTA 44%），行内镜下十二指肠乳头括约肌切开术（endoscopic sphincterotomy，EST）出血风险高，故行 ERCP+ 胆道塑料支架置入术解除胆管梗阻，3 个月后待肝功能好转，同时输注新鲜血浆改善凝血机制，输注血小板暂时提升血小板数量，再考虑 ERCP+EST。第 29 天发现胆管内支架脱落。与家属及患者充分沟通，告知术中、术后出血高风险存在，同时做好充足术前准备（输注新鲜血浆、血小板，备好红细胞），再行 ERCP+EST，术中顺利取出多枚结石。术中胆汁培养结果：粪肠球菌，对青霉素、氨苄西林、环丙沙星、左氧氟沙星、利奈唑胺、万古霉素、四环素、庆大霉素、链霉素等抗生素均敏感，院感科会诊意见：考虑为标本污染，无须特殊处理。术后无胆系感染、胰腺炎、出血、穿孔等并发症，顺利出院。

📋 李坪教授病例点评

胆道梗阻最常见的来源是胆总管结石，此类患者可能出现胆绞痛、梗阻性黄疸、胆管炎或胰腺炎，ERCP 检测胆总管结石的敏感性和特异性均在 95% 以上，虽偶尔会漏掉小结石，但仍是治疗胆总管结石的有效方法，EST 成功率为 90% 以上，不良事件的总体发生率约为 5%，死亡率低于 1%。近年来，失代偿期肝硬化治疗性 ERCP 的数量显著增加，其中胆总管结石是最常见的适应证。肝硬化患者的胆结石患病率更高（约是普通人群的 2 倍），建议在胆管结石患者中进行 ERCP，以预防和治疗疼痛、胆管炎和胰腺炎的并发症。ERCP 常见并发症包括胰腺炎、出血、穿孔、胆管炎。出血是 ERCP 的严重不良事件，呕血、黑便或便血导致血红蛋白下降＞ 2 g/L 和 / 或需要输血，可判断为 ERCP 术后出血。最常见的是内镜下十二指肠乳头括约肌切开术导致，分为术中出血和术后迟发性出血，前者指手术过程中或之后立即发生的出血，后者指术后数小时至数周内发生的延迟出血，发生率估计为 0.3% ～ 2%。Child-Pugh A 级肝硬化患者出现 ERCP 相关并发症的风险与一般人群相似，但 Child-Pugh B 级和 C 级肝硬化患者的风险增加，肝硬化失代偿期和血小板＜ 50×10^9/L 是合并出血的独立危险因素。对于手术风险过高而无法进行 ERCP+EST 的患者，可选择 ERCP+ 内引流解除胆管梗阻，缓解胆道压力，待病情稳定，择期再行 ERCP+EST。

【参考文献】

1. KRISHNAVEL V C, VINAY C, RUBEN D A, et al. The role of ERCP in benign diseases of the biliary tract. Gastrointestinal Endoscopy, 2015, 81 (4): 795-803.

2. TILAK S, ELLIOT B T. Ercp in patients with cirrhosis: "risky business" or "just do it"? The American Journal of Gastroenterology, 2019, 114 (1): 19-20.

3. CHANDRASEKHARA V, KHASHAB M A, MUTHUSAMY V R, et al.

笔记

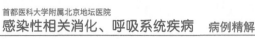

Adverse events associated with ERCP. Gastrointestinal Endoscopy, 2017, 85（1）: 32-47.

4. RUSTAGI T, JAMIDAR P A. Endoscopic retrograde cholangiopancreatography-related adverse events: general overview.Gastrointestinal Endoscopy Clinics of North America, 2015, 25（1）: 97-106.

5. EARL W, IAN B, GHASSAN E S, et al.Updated guideline on the management of common bile duct stones（CBDS）. Gut, 2017, 66（5）: 765-782.

（胡居龙　整理）

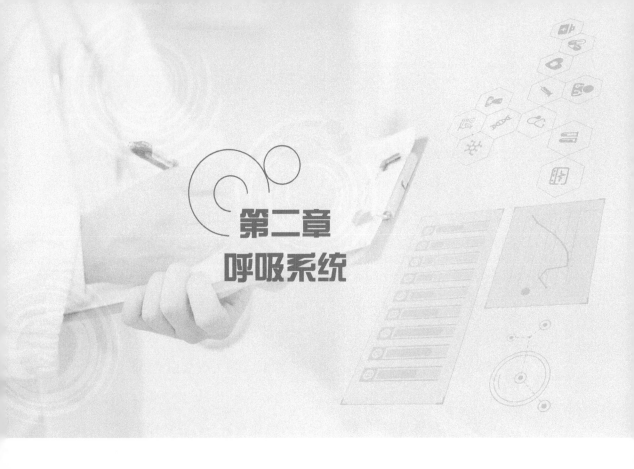

第二章
呼吸系统

病例 16 误诊为肿瘤的肺部堪萨斯分枝杆菌感染

病历摘要

【基本信息】

患者，男性，30岁。主因"间断发热3个月"入院。

现病史：患者3个月前无明显诱因出现低热，多于午后出现，咳嗽，咳少量白痰，无盗汗，1周后体温升至38.5 ℃左右，就诊于当地医院，胸部CT示左肺上叶胸膜下小斑片影及右肺下叶片状高

笔记

密度影，考虑炎症，左肺多发局限性肺不张，纵隔内淋巴结肿大。予以抗感染治疗 10 天左右（具体药物不详），仍发热。后转入当地结核病医院，查 PCT、G 试验、GM 试验阴性，T-SPOT、结核抗体阴性，痰未见结核分枝杆菌，Xpert 阴性。入院后予以莫西沙星抗感染治疗，气管镜检查示右基底段支气管肿物，病理回报不除外间质来源肿瘤，经当地肿瘤医院会诊，倾向于低级别间叶源性肿瘤。经抗感染治疗 2 周后患者体温降至正常，复查胸部 CT 示右肺下叶片状高密度影较前有所吸收，复查气管镜不除外炎症肌纤维母细胞瘤。患者 1 个月前行 PET-CT 检查提示右肺下叶团块状致密影伴代谢异常增高。考虑淋巴瘤可能，就诊于外院血液科，行骨髓穿刺等相关检查，淋巴瘤诊断证据不足。为进一步诊治来我院。患者自发病以来，神志清，精神、饮食可，二便正常。

流行病学史：患者同性性行为多年，否认输血史及血制品使用史，预防接种史不详。

既往史：5 年前发现 HIV 感染，5 个月前开始抗病毒治疗（拉米夫定＋多替拉韦＋替诺福韦），否认其他基础疾病。

【体格检查】

体温 36.7℃，脉搏 98 次/分，呼吸 20 次/分，血压 130/70 mmHg。双侧呼吸运动均匀对称，无增强或者减弱，双肺叩诊呈清音，右下肺呼吸音稍低，未闻及干湿啰音及胸膜摩擦音。

【辅助检查】

血常规、血生化及凝血功能正常，肿瘤四项阴性。

胸部 CT：气道内占位，右下肺高密度影（图 2-16-1）。

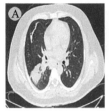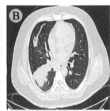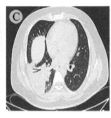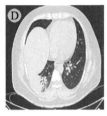

图 2-16-1　胸部 CT（入院时）

电子气管镜检查：右中间段开口及右下叶基底段新生物（性质待查）。

病理：（右中间段开口、右下叶基底部肺组织）少许呼吸上皮黏膜组织呈慢性炎伴肉芽肿形成，抗酸染色可见阳性杆菌，符合分枝杆菌感染。

分枝杆菌菌种鉴定基因检测：堪萨斯分枝杆菌。

【诊断】

堪萨斯分枝杆菌感染、阻塞性肺炎、艾滋病。

【治疗经过】

根据分枝杆菌鉴定结果诊断为堪萨斯分枝杆菌感染，给予抗分枝杆菌治疗，方案为异烟肼 0.3 g，每日 1 次；利福布汀 0.3 g，每日 1 次；乙胺丁醇 0.1 g，每日 1 次。2 个月后患者咳嗽加重伴憋气，复查胸部 CT（图 2-16-2）：隆突下及右肺下叶支气管内及周围软组织结节，结合病史考虑感染性病变，右肺下叶阻塞性肺不张。予以电子支气管镜下夹除新生物组织。气管镜下切除新生物后患者自觉憋气有所好转。病理回报抗酸染色可见阳性杆菌，未检出其他分枝杆菌，未见肿瘤细胞，继续抗分枝杆菌治疗。9 个月后再次复查，胸部 CT 示隆突下及右肺下叶支气管内及周围软组织结节未见显示，右肺下叶阻塞性肺不张，较前明显复张（图 2-16-3）。

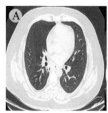 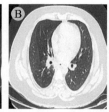 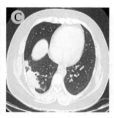 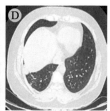

图 2-16-2　胸部 CT（2 个月后）

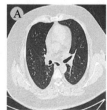 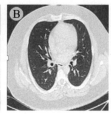 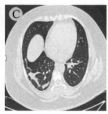 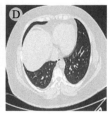

图 2-16-3　胸部 CT（9 个月后）

【随访】

1 年后电话随访，患者症状缓解，未再发生艾滋病相关机会性感染。

病例分析

这是一例典型的艾滋病合并非结核分枝杆菌（nontuberculous mycobacteria，NTM）肺病。外院行支气管镜及 PET-CT 检查后曾考虑低级别间叶源性肿瘤、炎症肌纤维母细胞瘤、淋巴瘤等恶性肿瘤，但均未确诊。由于外院予以莫西沙星抗感染治疗有效，故仍需考虑感染性疾病，并且要考虑到罕见致病菌感染的可能。故患者来我院后给予复查电子支气管镜，完善病原学检查。我院电子气管镜检查：右中间段开口及右下叶基底段新生物。病理：少许呼吸上皮黏膜组织呈慢性炎伴肉芽肿形成，抗酸染色可见阳性杆菌，符合分枝杆菌感染。分枝杆菌菌种鉴定基因检测提示为堪萨斯分枝杆菌

（Mycobacterium kansasii，MKA），明确诊断为堪萨斯分枝杆菌感染。治疗过程中患者出现憋气症状，CT 提示新生物堵塞气道，右肺下叶阻塞性肺不张。此时除了感染以外还要考虑到合并肺部肿瘤的可能。故进行电子气管镜下肿物的清除。病理回报抗酸染色可见阳性杆菌，未检出其他分枝杆菌，未见肿瘤细胞。继续给予抗分枝杆菌治疗，最终患者症状缓解。复查 CT 示右肺下叶支气管内及周围软组织结节消失，右肺下叶阻塞性肺不张，较前明显复张。

MKA 属于 NTM 的一种。NTM 是指除结核分枝杆菌及麻风分枝杆菌之外的其他分枝杆菌菌种。目前共发现 NTM 菌种 190 余种，常见的 NTM 还有鸟分枝杆菌复合体、脓肿分枝杆菌、玛尔摩分枝杆菌、嗜血分枝杆菌等。NTM 可导致全身各个脏器和组织等感染，导致肺部感染称为 NTM 肺病。其危险因素包括：肺部基础疾病、免疫受损、长期使用糖皮质激素或其他免疫抑制剂等。对于此例患者，艾滋病就是危险因素。临床表现：NTM 肺病与肺结核临床表现相似，包括咳嗽、乏力、发热、体重减轻、呼吸困难、咯血和胸部不适，但全身中毒症状较轻。NTM 肺病影像学表现不一，在胸部 X 线片或高分辨率 CT 上的表现包括：浸润（通常为结节状或网状结节）、空洞、多灶性支气管扩张和 / 或多个小结节。对痰液、支气管肺泡灌洗液进行涂片、培养及抗酸杆菌分析，或支气管、肺组织活检发现分枝杆菌感染病理学特征（肉芽肿性炎症）有助于确定 NTM 肺病的诊断。

不同 NTM 的耐药机制不同，故治疗前需要明确 NTM 菌种。MKA 对利福平、利福布汀、大环内酯类药物、莫西沙星和利奈唑胺等敏感，对异烟肼、乙胺丁醇、环丙沙星和阿米卡星中度敏感。由于 MKA 对利福平大多敏感，所以利福平是治疗 MKA 的核心药物。

笔记

利福平是一种细胞色素 P450 酶的强诱导剂，可降低经 P450 酶代谢的药物血药浓度。一些抗病毒药物如阿扎那韦、达芦那韦、福沙那韦、洛匹那韦、奈非那韦等应避免与利福平同时使用。利福布汀对肝脏细胞色素 P450 系统的诱导作用较弱，与抗反转录病毒药物相互影响小，所以 HIV 合并 NTM 感染者建议使用利福布汀。抗 HIV 药物多替拉韦血药浓度会受到利福平的影响，故为本例患者选用利福布汀治疗。若必须使用利福平，可将多替拉韦改为依非韦伦。根据利福平是否敏感，抗 MKA 方案分为利福平敏感和利福平耐药两套方案：①利福平敏感的 MKA 肺病治疗方案：利福平 450 ～ 600 mg/d（体重＜ 50 kg 时用 450 mg/d）＋乙胺丁醇 15 ～ 20 mg/（kg·d）＋异烟肼 300 mg/d 口服或克拉霉素 500 ～ 1000 mg/d（体重＜ 50 kg 时用 500 mg/d）或阿奇霉素 250 ～ 500 mg/d，疗程至少 1 年。②利福平耐药的 MKA 肺病治疗方案：克拉霉素 500 ～ 1000 mg/d（体重＜ 50 kg 时用 500 mg/d）或阿奇霉素 250 ～ 500 mg/d＋莫西沙星 400 mg/d＋氯法齐明 100 ～ 200 mg/d 或利奈唑胺 600 mg/d＋乙胺丁醇 15 mg/（kg·d）口服，疗程持续至痰培养转阴后至少 1 年。

📋 王宇教授病例点评

　　MKA 是除了鸟分枝杆菌以外最常检出的非结核分枝杆菌。研究显示，慢性阻塞性肺病、恶性肿瘤、免疫抑制剂、艾滋病等是感染 MKA 的高危因素。MKA 感染引起的肺部疾病临床表现与结核分枝杆菌相似。艾滋病患者堪萨斯分枝杆菌肺部感染的表现通常与非艾滋病患者没有差异，但更容易出现播散性感染。典型症状包括发热、盗汗、体重减轻、咳嗽咳痰、呼吸困难及虚弱。肺部感染时，胸部 X 线片可见肺部浸润。最常见的影像学表现是肺间质及肺叶浸润，空洞、结节、肺门淋巴结肿大及胸腔积液较为少见。本病需要与结核分枝杆菌及非结核分枝杆菌引起的肺部感染，以及肺部恶性肿瘤相鉴别，明确诊断需要分枝杆菌菌种鉴定基因检测。由于非结核分枝杆菌感染少见，故容易误诊，临床医生需要提高对 NTM 肺病的认知。

【参考文献】

1. 中华医学会结核病学分会 . 非结核分枝杆菌病诊断与治疗指南（2020 年版）. 中华结核和呼吸杂志，2020，43（11）：918-946.

2. MOORE R R，HOLDER D，EARNEST S. Diagnosing and treating Mycobacterium kansasii. JAAPA，2022，35（7）：32-34.

（陈奇　张超虎　整理）

笔记

病例 17　艾滋病合并肺部鸟分枝杆菌感染

病历摘要

【基本信息】

患者，男性，29 岁。主因"咳嗽、咳痰，发热 10 余天"入院。

现病史：患者 10 余天前受凉后出现咳嗽、咳白痰，伴发热，最高达 39.0 ℃，无胸闷、胸痛，予以头孢类抗生素（具体种类及剂量不详）输液治疗，效果欠佳，行胸部 CT 检查，提示右肺上叶前段支气管闭塞并软组织团块，考虑恶性可能，纵隔及右肺门多发肿大淋巴结。予以莫西沙星联合头孢呋辛口服抗感染治疗，后体温降至正常，咳嗽、咳痰症状较前减轻。为进一步诊治收入我科。患者自发病以来，精神、饮食、睡眠可，大小便如常，体重未见明显变化。

既往史：5 年前诊断艾滋病，2 个月前开始抗病毒治疗（替诺福韦＋拉米夫定＋依非韦伦），诊断为肺孢子菌肺炎、巨细胞病毒性肺炎，予以复方磺胺甲噁唑 [磺胺甲噁唑（SMZ）–甲氧苄啶（TMP）] 口服及更昔洛韦（具体剂量不详）静脉滴注治疗后好转。目前口服复方磺胺甲噁唑（SMZ 160 mg，TMP 800 mg），每日 1 次治疗。否认高血压、冠心病、糖尿病等病史。

个人史：吸烟 6 年，20 支/日，戒烟 3 个月，否认饮酒史，未婚，无子女。

【体格检查】

体温 37.0 ℃，脉搏 90 次 / 分，呼吸 20 次 / 分，血压 128/76 mmHg，指尖氧饱和度 96%（未吸氧）。神志清，精神可，右上肺呼吸音低，右下肺及左肺呼吸音正常，未闻及干湿啰音，心律齐，各瓣膜听诊区未闻及杂音。腹平坦，腹软，全腹无压痛及反跳痛，肝、脾肋下未触及，移动性浊音阴性，双下肢无水肿。

【辅助检查】

血常规：WBC 6.50×10^9/L，NE% 67.70%，HGB 114.00 g/L，PLT 369.00×10^9/L。电解质 + 肾功能 + 血糖：K^+ 3.45 mmol/L，Na^+ 135.7 mmol/L，URCA 194.0 μmol/L，GLU 7.83 mmol/L。肝功能：ALB 39.1 g/L，GLO 42.4 g/L，A/G 0.9，ALT 27.2 U/L，AST 20.8 U/L。CRP 35.5 mg/L。ESR 86.00 mm/h。真菌 D- 葡聚糖检测：137 pg/mL。$CD4^+$ T 淋巴细胞 77 cells/μL。肿瘤标志物：鳞状上皮细胞癌相关抗原 0.50 ng/mL，神经元特异性烯醇化酶 11.69 ng/mL，甲胎蛋白 4.2 ng/mL，癌胚抗原 2.0 ng/mL，血清 CA19-9 ＜ 2.0 U/mL，CA15-3 11.2 U/mL。痰抗酸染色抗酸杆菌：阳性。

电子气管镜检查：气管镜下炎症改变，右肺上叶前段开口闭塞，待灌洗液结果、毛刷细胞学病理结果回报明确诊断。

支气管肺泡灌洗液涂片：镜下可见上皮细胞及炎症细胞，并见粉染渗出物，抗酸染色可见少量阳性杆菌，符合结核感染；特染结果：PAS（－），六胺银染色（－），抗酸染色（＋）；CMV 荧光定量 PCR（＋）；分枝杆菌菌种鉴定基因检测（－）。

气管镜刷片：可见分化良好的呼吸上皮细胞，未见肿瘤细胞。

肺组织活检：黏膜组织呈慢性炎伴黏膜糜烂，可见小灶坏死及上皮样细胞，并见抗酸染色阳性的杆菌，符合结核感染。

肺泡灌洗液回报：结核分枝杆菌 DNA 检测阴性。鸟分枝杆菌阳性。病理回报：支气管黏膜渗出物内见分枝杆菌感染。

胸部增强 CT：①考虑右肺上叶及中叶大叶性肺炎，建议抗炎治疗后复查。②双肺下叶肺间质改变不除外。③右肺下叶结节，炎性结节不除外，建议随诊复查。④纵隔内数枚肿大淋巴结，建议治疗后复查（图 2-17-1）。

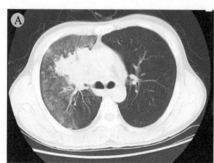
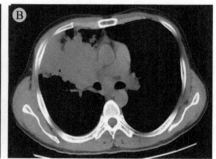

A. 肺窗；B. 纵隔窗。右肺上叶大片状及斑片状实变影，边缘模糊。

图 2-17-1　患者胸部增强 CT

【诊断】

艾滋病、鸟分枝杆菌肺病。

【治疗经过】

患者的肺泡灌洗液回报提示为鸟分枝杆菌感染，予以阿奇霉素静脉滴注，利福布汀、乙胺丁醇口服治疗。患者体温可降至 38 ℃以下，咳嗽、咳痰较前好转。患者及家属要求出院后于当地医院继续治疗，办理自动出院。

【随访】

1 个月后电话联系家属，家属诉已无发热，胸部实变影较前缩小，嘱患者规律复诊。

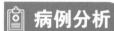

病例分析

患者青年男性，艾滋病病史 5 年，HARRT 2 个月，现 CD4$^+$ T 淋巴细胞 77 cells/μL，2 个月前曾诊断肺孢子菌肺炎（pneumocystis carinii pneumonia，PCP）、巨细胞病毒性肺炎（cytomegalovirus pneumonia，CMV），曾给予复方磺胺甲噁唑及更昔洛韦治疗，现口服复方磺胺甲噁唑（SMZ 160 mg，TMP 800 mg），每日 2 次，预防 PCP。患者现因发热伴咳嗽、咳痰，胸部 CT 可见右肺上叶前段支气管闭塞，纵隔及右肺门多发增大淋巴结就诊，结合患者免疫功能低下，故考虑肺部机会性感染及恶性肿瘤的可能性较大。入院化验肿瘤标志物均为阴性，胸部增强肺部肿块未见明显强化，纤维支气管镜检可见右肺上叶前段开口闭塞，活检未见肿瘤细胞，故除外恶性肿瘤。入院检查肺泡灌洗液抗酸染色阳性，结核分枝杆菌 DNA 检测为阴性，鸟分枝杆菌 DNA 检测为阳性，故患者鸟分枝杆菌肺炎诊断明确。

结核分枝杆菌和非结核分枝杆菌感染均是艾滋病患者最常见的机会性感染。结核分枝杆菌感染患者常有以下几个特点：①症状不典型、无明显临床表现。②肺外结核多见，包括淋巴结核、结核性胸膜炎、结核性脑膜炎等。③最初感染即为耐药，而不是在不规律治疗后才出现耐药结核。④即使为非耐药结核，初始的临床治疗疗效可能欠佳，而这可能与患者 T 淋巴细胞功能低下相关。

而非结核分枝杆菌（nontuberculous mycobacteria，NTM）感染，其中主要为鸟分枝杆菌复合群（mycobacterium avium complex，MAC）感染。MAC 包括鸟分枝杆菌、胞内分枝杆菌、马萨分枝杆菌等。MAC 感染的临床症状同活动性结核病相似，但全身播散性病变更为常见，可累及多脏器，表现为贫血、肝脾大及全身淋巴结肿大。确诊有赖于从血液、淋巴结、骨髓及其他无菌组织或体液中培养出 NTM，并通过 DNA 探针、高效液相色谱、质谱技术或生物化学反应进行菌种鉴定。

HIV 合并 NTM 感染后的诊治与结核病的诊治不尽相同，针对不同细菌，治疗药物的选择不同；病变累及的组织器官不同，疗程也不同。此外，因涉及抗 NTM 和抗 HIV 两个方面，药物的不良反应和依从性及药物的相互作用均会影响治疗效果。所以对于抗酸染色阳性的患者，应进行菌种鉴定，明确病原学。

王宇教授病例点评

鸟分枝杆菌属于非结核分枝杆菌，易引起鸟分枝杆菌肺病，鸟分枝杆菌肺病是非结核分枝杆菌肺病中常见的类型。由于鸟分枝杆菌的毒力较低，较少引起人类疾病，但对于存在肺部基础疾病或免疫抑制的患者，患病风险较高。我国指南推荐的治疗方案为在克拉霉素/阿奇霉素（500 mg 口服，每日 1 次）+乙胺丁醇[15 mg/（kg·d）]的基础上再加上 3～4 种药物（阿米卡星、链霉素、左氧氟沙星或莫西沙星）联合治疗，疗程通常为 12 个月。疗程结束继续使用阿奇霉素或克拉霉素或利福布汀进行二级预防，直至 CD4+ T 淋巴细胞计数＞100 cells/μL。此例患者经过抗感染治疗，症状减轻、体温下降，但仍然有低热，考虑原因为疗程不足，但遗憾的是患者自动出院，影响了治疗效果。

【参考文献】

1. 中华医学会感染病学分会艾滋病丙型肝炎学组，中国疾病预防控制中心 . 中国艾滋病诊疗指南（2021 年版）. 协和医学杂志，2022，13（2）：203-226.

2. 马伽，朱卫民 . 鸟分枝杆菌复合群肺病的诊治进展 . 国际流行病学传染病学杂志，2016（2）：4.

3. 贺伟，宁锋钢，李成海，等 . 鸟 – 胞内分枝杆菌复合群肺病和脓肿分枝杆菌肺病的 CT 影像学比较 . 中国防痨杂志，2014，36（8）：700-705.

4. 中华医学会热带病与寄生虫学分会艾滋病学组 . 人类免疫缺陷病毒 / 艾滋病患者合并非结核分枝杆菌感染诊治专家共识 . 传染病信息，2019，32（6）：481-489.

（薛天娇 整理）

病例 18　HIV 相关肺孢子菌合并巨细胞病毒性肺炎

病历摘要

【基本信息】

患者，女性，58 岁。主因"咳嗽伴活动后喘憋半个月"入院。

现病史：患者半个月前无明显诱因出现咳嗽，夜间为著，与体位变化无关，咳少量白痰，易咳出，无发热，伴喘憋，活动后明显，就诊于外院，考虑"支气管炎"，予以止咳、化痰治疗及阿莫西林抗感染治疗，效果欠佳，喘憋症状进行性加重，不能独立穿衣服。6 天前外院胸部 CT 示双肺多发大片密度增高影，考虑间质性肺炎。超声心动图示三尖瓣轻度反流，左室舒张功能减低。予以莫西沙星抗感染及甲泼尼龙、二羟丙茶碱平喘治疗，上述症状减轻。查血常规：WBC 3.96×10^9/L，NE% 83.00%，HGB 70.00 g/L，PLT 290.00×10^9/L。血气分析示 I 型呼吸衰竭，考虑重症肺炎，予以美罗培南抗感染治疗，因患者 HIV 抗体初筛阳性，来我院治疗。

既往史：平素健康状况良好，否认高血压、冠心病、糖尿病病史，否认其他传染病病史，否认食物、药物过敏史，30 年前行剖宫产术。

【体格检查】

体温 37.2 ℃，脉搏 104 次/分，呼吸 24 次/分，血压 100/70 mmHg。双肺叩诊呈清音，双肺呼吸音清，未闻及干湿啰音及胸膜摩擦音。

心界不大，心率104次/分，心律齐，各瓣膜听诊区未闻及病理性杂音，腹部平坦，全腹无压痛及反跳痛，肝、脾肋下未触及，移动性浊音阴性，双下肢无水肿。

【辅助检查】

血常规：WBC 3.62×10^9/L，NE% 80.90%，HGB 82.00 g/L，PLT 353.00×10^9/L。HIV确证试验阳性。$CD4^+$ T淋巴细胞：15 cells/μL。肝肾功能正常。细菌抗体（结核抗体）：阴性反应。套氏系列八项：TOX-IgM 0.23 COI，TOX-IgG ＜ 0.13 U/mL，RV-IgM 0.26 COI，RV-IgG 62.48 U/mL，CMV-IgM 0.15 COI，CMV-IgG ＞ 500.00 U/mL，HSV-Ⅰ-IgG 54.02 COI，HSV-Ⅱ-IgG 187.30 COI。CRP 22.5 mg/L。真菌D-葡聚糖检测：69.20 pg/mL。CMV-DNA：1.66×10^9/L。痰涂片：见到真菌孢子（10%）；见到真菌菌丝；见到革兰氏阳性球菌（90%）。痰抗酸染色：未见抗酸杆菌。结核分枝杆菌复合群及利福平耐药：阴性。巨细胞病毒（肺泡灌洗液）：2.74×10^9/L。血气分析（经鼻高流量吸氧，氧流量45 L/min，氧浓度60%）：pH 7.479，$PaCO_2$ 36.5 mmHg，PaO_2 122 mmHg，SaO_2 99%，HCO_3^- 27.1 mmol/L，BE 3.5 mmol/L。

细胞学病理（肺泡灌洗液）：可见分化良好的上皮细胞、吞噬细胞、淋巴细胞及粉染云絮样物，六胺银染色可见阳性病原体，符合PCP。特殊染色结果：PAS（－），六胺银（＋），抗酸（－）。支气管黏膜刷片：可见分化良好的呼吸上皮细胞、淋巴细胞及吞噬细胞，并见少许粉染云絮样物，形态学不除外PCP。

入院时胸部CT：纵隔气肿。双肺感染病变，考虑PCP合并非特异性感染可能性大，建议治疗后复查。左侧胸腔少量积液（图2-18-1A）。

入院 3 周后复查胸部 CT：双肺感染性病变，PCP 合并 CMV 可能，双肺上叶较前新出现实变伴支气管扩张，非特异性炎症可能，建议结合临床进一步检查。右肺上叶肺大疱（图 2-18-1B）。

【诊断】

细菌性肺炎、艾滋病、卡氏肺孢子菌肺炎、巨细胞病毒性视网膜炎、巨细胞病毒性肺炎。

【治疗经过】

给予经鼻高流量吸氧，头孢曲松 2 g 每日 1 次抗细菌感染、复方磺胺甲噁唑（TMP 25 mg/kg，SMZ 5 mg/kg），每日 4 次，抗 PCP 治疗，氟康唑抗真菌治疗，补充白蛋白治疗，同时补充电解质等对症支持治疗。除外结核感染后，加用醋酸泼尼松 40 mg bid 治疗。经上述治疗后患者症状缓解不明显，胸部 CT 提示多发磨玻璃影和实变影，肺泡灌洗液检出巨细胞病毒，眼底可见巨细胞视网膜炎改变，考虑存在巨细胞病毒性肺炎、巨细胞病毒性视网膜炎，加用膦甲酸钠治疗。住院期间启动替诺福韦＋拉米夫定＋依非韦伦高效反转录抗病毒治疗。患者喘憋改善，食欲改善。逐渐由经鼻高流量改为鼻导管吸氧，后可脱氧，病情好转出院。

出院前复查胸部 CT：两肺感染性病变，考虑为 PCP 合并 CMV，较前次 CT 病灶部分吸收、好转（图 2-18-1C）。

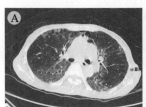 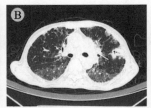 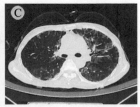

A. 入院时 CT，表现为多发的斑片状磨玻璃影；B. 入院 3 周后胸部 CT，有多发的磨玻璃影及肺实变；C. 出院前胸部 CT，磨玻璃影及实变影均较前吸收。

图 2-18-1　患者入院后 3 次胸部 CT 变化

【随访】

半年后复诊，患者无喘憋等呼吸道症状，体重较前增加，定期口服抗 HIV 药物，病情稳定。

病例分析

该患者 HIV 抗体阳性，CD4$^+$T 淋巴细胞 15 cells/μL，已进入艾滋病期。患者以呼吸道症状入院，胸部 CT 可见双肺多发磨玻璃密度增高影。对于艾滋病患者，根据影像学表现，首先考虑到肺孢子菌肺炎，此患者血常规提示中性粒细胞百分比增高，痰涂片见到革兰氏阳性球菌，考虑为 PCP 合并细菌感染。因此初始治疗给予复方磺胺甲噁唑联合头孢曲松治疗。后经气管镜检查，患者肺泡灌洗液六胺银染色可见阳性病原体，明确诊断了 PCP，同时病原学检查不支持结核感染的证据，考虑患者缺氧症状明显，加用口服激素的治疗。患者入院时诉进食困难，查体发现口腔黏膜白斑，考虑存在口腔念珠菌感染，亦不能除外食管念珠菌感染可能，予以氟康唑静脉滴注抗真菌治疗。针对 HIV 感染问题，也尽快启用了抗病毒治疗。

经规范抗 PCP 治疗后患者喘憋症状改善不理想，经鼻高流量的参数虽有下调，但仍不能过渡到鼻导管吸氧。肺泡灌洗液 CMV-DNA 为 2.74×10^6/L，同时我们完善了眼底检查，提示为巨细胞病毒性视网膜炎，复查胸部 CT，提示双肺磨玻璃影，双肺上叶较前新出现实变伴支气管扩张。单纯 PCP 与 PCP 合并 CMV 感染的胸部 CT 表现有所区别，当胸部 CT 显示肺部出现实变，且微小结节呈小叶中心分布或随机分布常提示 PCP 合并 CMV 感染高于单纯 PCP。考虑患者单纯治疗 PCP 疗效不理想，且眼底检查及胸部 CT 均提示有 CMV 感

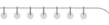

染，因此加用了膦甲酸钠静脉滴注治疗。经过以上治疗，患者的症状逐渐改善，经鼻高流量参数逐渐下调，后过渡为鼻导管吸氧，病情好转出院。

📋 王宇教授病例点评

这是一个典型的艾滋病患者合并机会性感染的病例。艾滋病患者常可出现机会性感染，如 PCP、结核分枝杆菌、巨细胞病毒、带状疱疹病毒、弓形虫脑病、念珠菌、隐球菌感染等，也可同时合并多种感染。此患者为 PCP 与 CMV 的合并感染。对于 CMV 病的确诊需要病原学证据，目前对于 CMV 的检测有 PCR、抗原检测、病毒培养等方法，外周血 CMV-DNA 阳性不能作为诊断依据，阴性结果也不能除外，但脑脊液、玻璃体、房水中 CMV-DNA 阳性可以作为诊断依据。抗 CMV-IgM 阳性表明近期感染，CMV-IgM/IgG 阴性则可排除 CMV 感染。病毒培养及组织活检是诊断 CMV 病的金标准。需要注意的是，CMV 病需要有实质器官的损害证据才可诊断并进行抗 CMV 治疗。艾滋病患者感染 CMV 后最常见的疾病是视网膜炎，还可能出现 CMV 结肠炎、CMV 肺炎、CMV 神经系统病。一旦发现有这些实质器官受累，第一时间进行抗 CMV 治疗。胸部 CT 特征对鉴别艾滋病患者合并肺孢子菌肺炎和巨细胞病毒性肺炎有一定的辅助作用，重视胸部 CT 在 HIV 感染者肺部感染诊断中的价值。对于 CMV 肺炎的治疗，指南建议静脉使用更昔洛韦、膦甲酸钠或联合治疗，疗程通常根据患者是否合并有其他实质脏器损害来综合判定。

【参考文献】

1. 中华医学会感染病学分会艾滋病丙型肝炎学组，中国疾病预防控制中心 . 中国艾滋病诊疗指南（2021 年版）. 协和医学杂志，2022，13（2）：203-226.

2. 赖曼，张玉林，田亚坤，等 . 2016 版美国《成人和青少年 HIV 感染者机会性感染防治指南》中巨细胞病毒病的解读 . 中国医药导报，2017，14（2）：37-40.

3. MASUR H，BROOKS J T，BENSON C A，et al. Prevention and treatment of opportunistic infections in HIV-infected adults and adolescents：updated guidelines from the Centers for Disease Control and Prevention，National Institutes of Health, and HIV Medicine Association of the Infectious Diseases Society of America.Clin Infect Dis，2014，58（9）：1308-1311.

（汤艳芬　薛天娇　整理）

病例 19　不典型 CT 表现的 HIV 相关肺孢子菌肺炎

病历摘要

【基本信息】

患者，男性，31 岁。主因"咳嗽 2 月余，发热 1 月余"入院。

现病史：患者近 2 个月来咳嗽、痰少，伴轻度胸闷、气短，无咯血，无胸痛，1 个月前间断发热，于当地医院查胸部 CT 示双肺炎症，伴空洞形成，给予抗炎治疗。HIV 抗体阳性，诊断为艾滋病，给予替诺福韦酯片 + 拉米夫定片 + 依非韦伦片抗病毒治疗，后体温好转出院。近 1 周来再次发热，体温最高 40 ℃，夜间明显，伴轻度盗汗，仍有咳嗽，咳少量泡沫痰，无咯血。伴轻度胸闷气短，无胸痛，无呼吸困难。患者精神差，二便正常，体重减轻。

既往史：高血压病史 3 年，血压最高 150/110 mmHg，未规律治疗。低蛋白血症、高尿酸血症、轻度贫血病史 1 月余。否认糖尿病病史。否认肝炎、结核病病史。否认输血史。否认药物过敏史。

个人史：自由职业，无吸烟及饮酒史。存在同性不洁性行为史约 8 年。

【体格检查】

体温 36.7 ℃，呼吸 18 次 / 分，脉搏 128 次 / 分，血压 118/86 mmHg，神清语利，皮肤黏膜无黄染，无苍白，无皮疹，无出血点，无淤斑、淤点，无水肿，无发绀，周身体表淋巴结未触及肿大，咽部轻度充血，双侧扁桃体轻度肿大，颈软，无抵抗，气管居中，双肺呼吸音粗，未闻及干湿啰音，心率 128 次 / 分，律齐，未闻及杂音，腹软，无压痛，肝脾未触及，神经系统查体正常。

【辅助检查】

血常规：WBC 6.91×10^9/L，NE% 77.40%，LY% 13.60%，RBC 3.90×10^{12}/L，HGB 108.00 g/L，PLT 381.00×10^9/L。血气分析：pH 7.47，$PaCO_2$ 36 mmHg，PaO_2 81 mmHg，BE 1.7 mmol/L。CRP 136.50 mg/L。结核菌素试验：阴性。ESR 97.00 mm/h。肿瘤系列：CA19-9 4.1 μ/mL，CEA 2.1 ng/mL，AFP 1.1 ng/mL。

治疗前胸部 CT（图 2-19-1）：两肺多发对称性大小不等蜂窝状改变，周围多发小斑片状、结节状高密度影，边缘清晰。

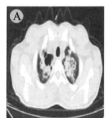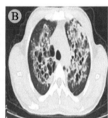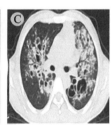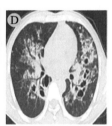

图 2-19-1　治疗前胸部 CT

气管镜检查：左右支气管黏膜散在出血点，支气管镜下炎症改变，肺泡灌洗液细胞计数及分类：红细胞 1000 个 /μL，白细胞 488 个 /μL，单核细胞 52.2%。肺泡灌洗液细菌 + 真菌培养：无菌生长。肺泡灌洗液抗酸染色：未见抗酸杆菌。肺泡灌洗液墨汁染色未见隐球菌。结核分枝杆菌复合群阴性，利福平耐药基因检测阴性。肺泡灌洗液肺炎支原体核酸检测阴性。肺泡灌洗液 GM 试验阴性。痰细菌真菌培养鉴定：正常菌群生长。支气管镜刷检：可见呼吸上皮细胞、吞噬细胞及淋巴细胞，未见明确肿瘤细胞。肺泡灌洗液可

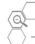

见少许呼吸上皮细胞，大量吞噬细胞及炎细胞，并见六胺银阳性病原体。肺泡灌洗液基因检测肺孢子菌阳性。

【诊断】

肺孢子菌肺炎、艾滋病。

【治疗经过】

结合患者病史、临床症状、肺泡灌洗液病原学检测，诊断艾滋病合并肺孢子菌感染明确，治疗选用复方磺胺甲噁唑 [磺胺甲噁唑（SMZ）– 甲氧苄啶（TMP）]，予以口服 SMZ 75 ～ 100 mg/（kg·d），TMP 15 ～ 20 mg/（kg·d），分 4 次用，同时给予联合醋酸泼尼松片抗炎治疗，复方磺胺甲噁唑治疗 21 日后改为预防量治疗，醋酸泼尼松逐渐减量至停用。持续口服富马酸替诺福韦二吡呋酯片 0.3 g、依非韦伦片 0.6 g、拉米夫定片 0.3 g 每日 1 次抗病毒治疗。治疗 2 周后复查胸部 CT（图 2-19-2）：病变明显吸收。患者经治疗后症状减轻，精神及食欲好转，出院。

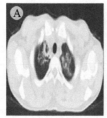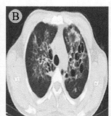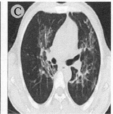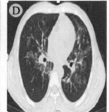

图 2-19-2 治疗 2 周后胸部 CT

【随访】

出院后 3 ～ 6 个月随访病情稳定。

病例分析

患者中年男性，艾滋病，以发热、轻度咳嗽、气短为主要表现，查 HIV 抗体阳性，CD4 $^+$T 淋巴细胞计数 71 cells/μL，影像学：两肺多发对称性大小不等蜂窝状改变，周围多发小斑片状、结节状高密度影。肺泡灌洗液 NGS 及细胞学病理均提示肺孢子菌感染。肺孢子菌肺炎诊断明确。应用复方磺胺甲噁唑等治疗后患者症状及肺部影像改善，提示治疗有效，符合 PCP 诊断。该患者 CT 表现不是典型的双肺磨玻璃改变，血气分析未提示低氧血症，此患者辅助检查不太符合 PCP 诊断，最终确诊依靠病原学检查如痰液或者支气管肺泡灌洗 / 肺组织活检等发现肺孢子菌的包囊或滋养体。

艾滋病合并肺孢子菌肺炎，肺部阳性体征少，或可闻及少量散在干湿啰音，体征及疾病症状的严重程度往往不成比例，早期肺部以炎性渗出性改变为主，肺部 CT 特征表现为双肺磨玻璃影，病变多发于肺段和亚段的外侧。肺炎发展到中期，肺部 CT 出现不均匀的斑片状模糊影，晚期肺部 CT 特征性表现为双肺网格样或者蜂窝样改变。

艾滋病合并肺结核，早期即可进展为血行播散型肺结核，常伴纵隔及肺门淋巴结肿大或结核全身播散，肺外结核多见，结核病变多位于中下肺，可呈结节状、粟粒样改变，可有空洞和胸腔积液，也可出现双肺弥漫性间质浸润，艾滋病合并结核病的诊断需要结合临床表现、辅助检查、病理学检查来进行综合判断。

艾滋病合并巨细胞病毒性肺炎，影像学可表现为间质性改变，巨细胞病毒常侵犯多器官系统，包括眼、肺、消化系统、中枢神经系统等。此患者无视网膜炎、食管炎、胃肠道炎症或溃疡等表现。目前不考虑巨细胞病毒感染所致肺部改变。

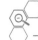

王宇教授病例点评

肺孢子菌肺炎是 HIV 常见的机会性感染疾病，在疾病不同时期，CT 的表现不尽相同。胸部 CT 早期典型征象呈磨玻璃样改变，CT 影像学可表现为双肺磨玻璃影、网状影、碎石路征等。本例患者入院时胸部 CT 表现为多发大小不等蜂窝状、囊腔样、空洞样改变，影像学改变不符合早期 PCP 典型改变，为艾滋病合并肺孢子菌肺炎后期影像改变。肺孢子菌肺炎为肺泡肺间质性炎症及纤维化改变，后期导致肺部结构重新塑造而形成囊状蜂窝状改变，部分患者可出现肺间质纤维化、气胸、阻塞性肺疾病等，易发生呼吸衰竭等。临床上需要与结核、巨细胞病毒感染等加以鉴别，需要尽快完善痰及支气管镜检查尽早明确病原学诊断，及时予以病因治疗。

【参考文献】

1. 中华医学会感染病学分会艾滋病丙肝肝炎学组，中国疾病预防控制中心 . 中国艾滋病诊疗指南（2021 年版）. 中华内科杂志，2021，60（12）：1106-1128.
2. 艾滋病机会性感染课题组 . 艾滋病合并肺孢子菌肺炎临床诊疗的专家共识 . 西南大学学报（自然科学版），2020，42（7）：49-60.

（侯存玉　庄冬月　整理）

病例 20　复方磺胺甲噁唑治疗肺孢子菌肺炎致血小板减少

病历摘要

【基本信息】

患者，男性，27 岁。主因"喘息 2 周"入院。

现病史：患者 2 周前无明显诱因出现喘息，夜间曾出现盗汗，伴双下肢肌肉疼痛，无乏力、发热、畏寒，无咳嗽、胸闷、胸痛。3 天前于外院查 HIV 抗体初筛阳性，$CD4^+T$ 淋巴细胞 2 cells/μL，梅毒抗体滴度 1 : 2，梅毒螺旋体颗粒凝集试验阳性，血常规、血生化大致正常。来我院门诊就诊，查胸部 CT 提示双肺弥漫磨玻璃影，考虑肺孢子菌感染可能性大。为进一步治疗收入我科。患者自发病以来，精神、食欲、睡眠尚可，二便正常，自诉近半年体重下降 10 kg。

既往史：既往体健，否认食物、药物过敏史，否认手术、外伤史。

个人史：籍贯成都，在北京市工作，大学文化程度，公司职员，无传染病疫区生活史，吸烟约 4 年，约 20 支 / 日，未戒烟，否认饮酒史，未婚，未育。

【体格检查】

体温 36.8 ℃，脉搏 98 次 / 分，呼吸 26 次 / 分，血压 118/70 mmHg，心肺查体未见阳性体征。

【辅助检查】

治疗前相关检查:

WBC 4.51×10^9/L,NE 3.26×10^9/L,LY 0.62×10^9/L,HGB 156 g/L,PLT 254×10^9/L;PCT < 0.05 ng/mL;ESR 7.00 mm/h;CRP 10.5 mg/L;肝肾功能及凝血功能无异常。

肺泡灌洗液细胞学及支气管黏膜刷片:六胺银染色可见阳性病原体,符合卡氏肺孢子菌感染。肺泡灌洗液巨细胞病毒 DNA 阳性。

其他病原学检查:EB 病毒、结核分枝杆菌、隐球菌、曲霉菌、念珠菌等均为阴性。

HIV 确证试验:HIV 抗体阳性;淋巴细胞计数:$CD4^+T$ 淋巴细胞 2 cells/μL。

血气分析(氧浓度 21%):pH 7.46,$PaCO_2$ 36 mmHg,PaO_2 76.1 mmHg,SaO_2 96.6%。

治疗前胸部 CT 平扫:双肺弥漫磨玻璃影(图 2-20-1)。

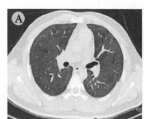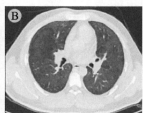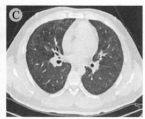

图 2-20-1 胸部 CT 平扫(治疗前)

治疗 20 天后:WBC 1.13×10^9/L,NE 0.77×10^9/L,LY 0.17×10^9/L,HGB 156 g/L,PLT 5×10^9/L。

治疗后胸部 CT 平扫:双肺弥漫磨玻璃影明显吸收(图 2-20-2)。

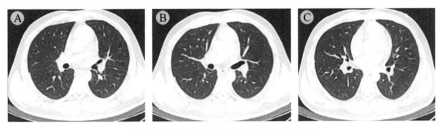

图 2-20-2　胸部 CT 平扫（治疗后）

【诊断】

卡氏肺孢子菌肺炎、艾滋病、血小板减少。

【治疗经过】

卡氏肺孢子菌肺炎方面：诊断卡氏肺孢子菌肺炎明确，给予复方磺胺甲噁唑 120 mg/（kg·d）[TMP 20 mg/（kg·d），SMZ 100 mg/（kg·d）] 每日 4 次治疗，患者无低氧血症，体温正常，未加用激素。用药后患者喘息症状好转，复查胸部 CT，病变较前明显吸收。

血液系统方面：患者应用复方磺胺甲噁唑约 2 周后白细胞及血小板明显下降，考虑为药物所致骨髓抑制可能性大，胸部影像学恢复良好，抗卡氏肺孢子菌肺炎治疗第 20 天停用复方磺胺甲噁唑，予以应用重组人粒细胞刺激因子对症治疗，并予以输注血小板共 400 mL。后检测患者白细胞、血小板上升至正常水平。

艾滋病方面：给予替诺福韦、拉米夫定、依非韦伦治疗，监测转氨酶有所升高，应用复方甘草酸苷保肝对症治疗，无其他不良反应。

【随访】

患者出院后于我院感染科定期复诊取药，未再发生卡氏肺孢子菌肺炎及其他艾滋病相关并发症。

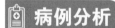

病例分析

此例病例是典型的在艾滋病基础上合并卡氏肺孢子菌肺炎的患者。有喘息症状，胸部 CT 示弥漫磨玻璃病变，肺泡灌洗液细胞学及支气管黏膜刷片符合 PCP，故诊断卡氏肺孢子菌肺炎明确。复方磺胺甲噁唑（TMP-SMZ）是治疗 PCP 的一线药物，且患者无药物过敏史，故给予 TMP-SMZ 治疗。对于轻至中度 PCP 患者可口服甲氧苄啶（TMP）15 ~ 20 mg/（kg·d），磺胺甲噁唑（SMZ）75 ~ 100 mg/（kg·d），分 3 ~ 4 次口服，疗程 21 天。对于中重症患者（PaO_2 < 70 mmHg）给予静脉用药剂量同口服，同时联合激素治疗。该患者 PaO_2 76.1 mmHg 故给予口服 TMP-SMZ 治疗即可。激素治疗方案为泼尼松 40 mg 每日 2 次，口服 5 天，减量至 20 mg 每日 2 次，口服 5 天，再减量至 20 mg 每日 1 次，至疗程结束。如果使用甲泼尼龙，静脉用量为上述泼尼松的 75%。由于 TMP-SMZ 是最有效的药物，有些医疗机构对于 TMP-SMZ 过敏反应较轻的患者会给予脱敏治疗。脱敏方法：给予 TMP-SMZ 小儿混悬液（含 TMP 8 mg/mL 和 SMZ 40 mg/mL）进行以下脱敏方案：第 1 天 1.25 mL 每日 1 次，第 2 天 1.25 mL 每日 2 次，第 3 天 1.25 mL 每日 3 次，第 4 天 2.5 mL 每日 2 次，第 5 天 2.5 mL 每日 3 次，第 6 天单强度片剂 1 片，第 7 天单强度片剂 1 片 tid，第 8 天双强度片剂 1 片每日 2 次，第 9 天双强度片剂 2 片每日 2 次，第 10 天双强度片剂 2 片每日 2 次。对于严重过敏或其他原因不能耐受的患者可选用替代方案。替代方案有：①克林霉素 600 ~ 900 mg，静脉滴注，每 8 小时 1 次或 450 mg 口服，每 6 小时 1 次；联合应用伯氨喹 15 ~ 30 mg 口服每日 1 次，疗程为 21 天。②氨苯砜 100 mg 口服每日 1 次；联合应用 TMP 200 ~ 400 mg，口服每日 3 次，

笔记

疗程为 21 天。③喷他脒 3 ～ 4 mg/（kg·d）缓慢静脉滴注（60 min 以上），疗程为 21 天。

　　该患者肺泡灌洗液 CMV-DNA 阳性，要警惕 CMV 肺炎。但是 CMV 感染并不等于 CMV 疾病。CMV 感染是指在任何体液或组织标本中分离出 CMV 或者检测到病毒蛋白（pp65）或核酸，无论是否有症状或体征。CMV 疾病则是指有 CMV 感染的证据及其所致症状或体征。CMV 肺炎临床表现为发热、咳嗽、呼吸困难，胸部 X 线片表现为间质性改变。CMV 肺炎的诊断较为困难，主要依靠临床症状、影像学改变和病理结果（肺组织或细胞中见 CMV 包涵体），同时需排除其他常见病原体感染。虽然该患者肺泡灌洗液 CMV-DNA 阳性，但诊断 CMV 肺炎依据不足，且经过抗 PCP 治疗之后患者症状好转，胸部 CT 提示病变吸收。

　　治疗过程中患者出现三系减低，以白细胞、血小板降低为主，停用复方磺胺甲噁唑，给予重组人粒细胞刺激因子对症治疗，并予以输注血小板共 400 mL 治疗后好转。复方磺胺甲噁唑作为治疗 PCP 的首选药物有着较多的不良反应，如过敏性皮疹、剥脱性皮炎、药物热、三系减低、溶血性贫血、肝肾功能损害、胃肠道反应等。本病例出现的磺胺导致三系减低可能属于药物导致血小板减少（drug-induced thrombocytopenia，DITP）的一种。DITP 是一种特殊的免疫介导反应，可导致患者出现严重的血小板下降伴红、白细胞降低。具体病理生理过程如下：患者体内存在着某些药物依赖性抗体。通常情况下药物依赖性抗体与血小板结合较弱，当致敏药物存在时，药物可通过共价键将抗体与血小板牢固结合，从而引发针对自身血小板的免疫反应，导致血小板破坏。药物依赖性抗血小板抗体通常在接触新药 1 ～ 2 周后出现。长期间歇性使用药物后也可能出现药物依赖性抗体。通常，血小板比中性粒细胞或红细胞更常成为药物依赖性抗体的靶标。当药物从体内清除时免疫反应就会停止，故停用药物即可缓解免疫反应。通常情况下，停用致敏药物后血小板计数将迅速恢复。对于严重或危及生命的出血，应立即输注血小板。当不能区分 DITP 和特发性血小板减少性紫癜时可给予糖皮质激素和 / 或静脉用免疫球蛋白进行免疫抑制。

王宇教授病例点评

磺胺甲噁唑片是磺胺类抗生素，具有抗菌谱广、吸收较迅速、不良反应较小等优点，临床常用于治疗呼吸道、尿路感染和伤寒、细菌性痢疾等。在 HIV 感染人群中，复方磺胺甲噁唑片既是 PCP 的预防用药，也是 PCP 的首选治疗药物。磺胺类药物易引起粒细胞减少、血小板减少等，用药期间应定期检查血象变化；总磺胺血浓度不应超过 200 μg/mL，如超过此浓度，不良反应发生率增高，不可任意加大剂量、增加用药次数或延长疗程，以防蓄积中毒。磺胺不良反应发生率较高，临床常见不良反应主要有恶心、呕吐、肝肾功能损害、中枢神经系统障碍及骨髓抑制，其中骨髓抑制是导致患者停药的主要原因。药代动力学研究发现其不良反应的发生与暴露药物浓度有关，通过减少药物的暴露可以减少不良反应的发生。

给予 TMP-SMZ 治疗时需要注意个体化用药，根据患者体重计算药物剂量。该药物不良反应较多，在使用中需要注意个体差异，观察患者有无过敏反应、肝肾功能损害、骨髓抑制等情况。目前临床研究认为临床使用 TMP-SMZ 应进行常规血药浓度监测，但具体的时间、浓度靶值及毒性阈值缺乏有力的权威性证据。

【参考文献】

1. 中华医学会感染病学分会艾滋病丙型肝炎学组，中国疾病预防控制中心.中国艾滋病诊疗指南（2021 年版）.协和医学杂志，2022，13（2）：203-226.

2. LEOUNG G S, STANFORD J F, GIORDANO M F, et al. Trimethoprim-sulfamethoxazole（TMP-SMZ）dose escalation versus direct rechallenge for Pneumocystis Carinii pneumonia prophylaxis in human immunodeficiency virus-infected patients with previous adverse reaction to TMP-SMZ. J Infect Dis，2001，184（8）：992-997.

3. MARINI I, UZUN G, JAMAL K, et al.Treatment of drug-induced immune thrombocytopenias. Haematologica，2022，107（6）：1264-1277.

（杜志刚　张超虎　整理）

病例 21　HIV 相关肺孢子菌肺炎合并肺栓塞

病历摘要

【基本信息】

患者，男性，39 岁。主因"发现 HIV 抗体阳性 10 余年，发热伴咳嗽 1 天"入院。

现病史：患者 10 年前体检时发现 HIV 抗体阳性，CD4+T 淋巴细胞计数及 HIV 病毒载量不详，8 年前开始服用替诺福韦酯、拉米夫定、依非韦伦抗病毒治疗。1 年前调整抗病毒治疗方案为艾考恩丙替片继续治疗。入院前 1 天出现发热，体温峰值达 38.9 ℃，伴有咳嗽，咳黄痰，无胸痛，无咯血，无腹痛、腹泻，化验血常规示白细胞 18.29×10^9/L，中性粒细胞 15.88×10^9/L，血红蛋白 115.00 g/L，血小板 120.00×10^9/L，为进一步诊治来我院。

既往史：5 年前诊断 IgA 肾病，给予糖皮质激素等药物治疗。否认冠心病、糖尿病病史，否认其他传染病病史。

个人史：无地方病疫区居住史，无传染病疫区生活史，否认吸烟、饮酒史。

【辅助检查】

全血细胞分析：WBC 18.05×10^9/L，NE 15.21×10^9/L，HGB 116.00 g/L，PLT 116.00×10^9/L；肝功能：TP 53.4 g/L，ALB 33.8 g/L，LDH 579 U/L，CREA 156.9 μmol/L；D- 二聚体：1.05 mg/mL；血 CMV-DNA 阴性，

笔记

真菌 D- 葡聚糖 394 pg/mL，CD4$^+$T 淋巴细胞计数 125 cells/μL，ESR 15.0 mm/h，PCT 0.09 ng/mL，IL-6 1.50 pg/mL，CRP 1.8 mg/L；尿常规：pH 5.50，SG 1.010，PRO（-）；尿蛋白定量：7.4 mg/dL。

【诊断】

艾滋病、卡氏肺孢子菌肺炎、细菌性肺炎、肺栓塞、Ⅰ型呼吸衰竭、下肢腓静脉血栓、IgA 肾病、慢性肾脏病 3 期。

【治疗经过】

患者入院后继续规律应用艾考恩丙替片抗 HIV 治疗，肾病予以糖皮质激素及利尿剂治疗。查胸部 CT 平扫（图 2-21-1）：两肺弥漫淡片状磨玻璃影，右上肺及两下肺斑片状实变影，右肺下叶基底段可见厚壁空洞结节影。临床考虑 PCP 诊断，合并有细菌感染，因患者有肾病基础，肾功能不全，存在复方磺胺甲噁唑应用禁忌，暂使用二线药物克林霉素抗 PCP 治疗，并应用头孢哌酮舒巴坦抗细菌治疗。患者症状无改善，出现呼吸困难，查动脉血气分析：pH 7.460，$PaCO_2$ 32.10 mmHg，PaO_2 49.90 mmHg，BE -1.00 mmol/L，HCO_3^- 23.00 mmol/L。完善超声心动图：左房饱满。下肢血管超声：左侧下肢腓静脉血栓形成，左侧下肢肌间静脉血栓形成。CTPA（图 2-21-2）提示右肺下叶背段及基底段远端小血管栓塞。考虑肺栓塞，予以经鼻高流量吸氧、低分子肝素 5000 IU q12h 抗凝等治疗，并监测动脉血气。经过治疗患者体温恢复正常，胸闷等症状逐渐缓解，经鼻高流量吸氧参数下调，其血氧饱和度波动在 97% ～ 100%。复查动脉血气分析：pH 7.466，PaO_2 135 mmHg，$PaCO_2$ 41.2 mmHg，SaO_2 100%，BE 5.5 mmol/L，更换氧疗方式为鼻导管吸氧，头孢哌酮舒巴坦应用 2 周后停药，患者病情好转出院。

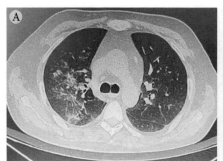
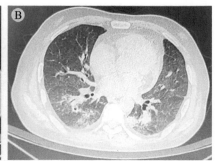

两肺弥漫淡片状磨玻璃影。

图 2-21-1　胸部 CT 平扫

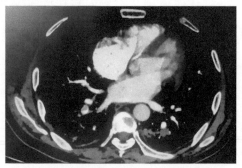

右肺下叶背段及基底段远端小血管栓塞。

图 2-21-2　胸部 CT 增强 + 肺动脉造影

【随访】

电话随访，患者未再诉发热、咳嗽、胸闷，复查胸部影像学示炎症及肺动脉栓塞吸收。

病例分析

此患者明确诊断为艾滋病，长期规律应用 HARRT 及激素治疗，免疫力低下。入院后有发热、咳嗽、胸闷症状，化验血常规白细胞、乳酸脱氢酶、真菌 D- 葡聚糖等数值升高，结合胸部影像学，考虑细菌性肺炎，PCP。治疗 PCP 的药物主要是复方磺胺甲噁唑。由于患者存在肾功能不全，给予二线药物克林霉素抗 PCP 治疗，并应用头孢哌酮舒巴坦抗细菌治疗。治疗过程中患者出现呼吸困难等症状，查动脉血气示氧分压低，D- 二聚体升高，结合下肢血管超声及 CT 肺动脉血管造影（CT pulmonary angiography，CTPA），肺栓塞（pulmonary embolism，PE）诊断明确，给予氧疗、抗凝等治疗，后患者病情好转。

肺栓塞是由内源或外源性栓子阻塞肺动脉引起肺循环和右心功能障碍的临床综合征，临床表现为呼吸困难、胸痛、晕厥、咯血等。特点包括：①动脉血气分析可表现为低氧血症、低碳酸血症、肺泡 – 动脉血氧梯度 [P（A-a）O_2] 增大及呼吸性碱中毒。②血浆 D- 二聚体水平升高。③心电图可表现为胸前导联 $V_2 \sim V_4$ 及肢体导联 Ⅱ、Ⅲ、aVF 的 ST 段压低和 T 波倒置，V_2 呈 QR 型，$S_IQ_{III}T_{III}$，不完全性或完全性右束支传导阻滞。④超声心动图：直接征象为发现肺动脉近端或右心腔血栓，间接征象多是右心负荷过重的表现，如右心室壁局部运动幅度下降，右心室和 / 或右心房扩大，三尖瓣反流速度增快及室间隔左移，肺动脉干增宽等。⑤胸部 X 线片可出现肺缺血征象，也可出现肺野局部浸润阴影、尖端指向肺门的楔形阴影、盘状肺不张、患侧膈肌抬高、少量胸腔积液、胸膜增厚粘连等。⑥CT 肺动脉造影：直接征象为肺动脉内低密度充盈缺损，部分或完全包围在不透光的血流之内的"轨道征"，或者呈完全充盈缺损，远端血管不显影，间接征象包括肺野楔形条带状的高密度区或盘状肺不张，中心肺动脉扩张及远端血管分布减少或消失等。同时可对右心室形态、室壁厚度进行分析。⑦放射性核素肺通气灌注扫描：典型征象是与通气显像不匹配的肺段分布灌注缺损。⑧磁共振肺动脉造影（MRPA）：在单次屏气 20 s 内完成 MRPA 扫描，可确保肺动脉内较

笔记

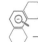

高信号强度，直接显示肺动脉内栓子及急性肺栓塞所致的低灌注区。⑨肺动脉造影：是诊断急性肺栓塞的"金标准"，直接征象有肺动脉内造影剂充盈缺损，伴或不伴"轨道征"的血流阻断；间接征象有肺动脉造影剂流动缓慢，局部低灌注，静脉回流延迟。⑩下肢深静脉检查：对可疑急性肺栓塞的患者应检测有无下肢深静脉血栓（deep vein thrombosis，DVT）形成。⑪遗传性易栓症相关检查。我们推荐对怀疑急性肺栓塞的患者采取"三步走"策略，首先进行临床可能性评估，常用的临床评估标准有简化 Wells 评分和修订版 Geneva 评分量表等，然后进行初始危险分层，最后逐级选择检查手段明确诊断。治疗首先进行危险度分层，根据血流动力学状态区分为低、中、高危人群（表 2-21-1），高危 PE 患者死亡率较高，若无禁忌应溶栓治疗；中危 PE 先给予抗凝治疗，并密切观察病情变化，一旦出现血流动力学不稳定且无溶栓禁忌，建议溶栓治疗；低危 PE 以抗凝治疗为主。目前证据表明急性肺栓塞患者应接受至少 3 个月的抗凝治疗。此患者出院后需要继续服用抗凝药物，该药与抗 HIV 药物存在相互作用，两种药物最好错开时间服用。

表 2-21-1 肺血栓栓塞风险分层

风险分层	休克或低血压	影像学右心室功能不全	实验室心肌损伤标志物升高
高危	+	+	+/-
中高危	-	+	+
中低危	-	+/-	-/+
低危	-	-	-

王宇教授病例点评

　　HIV 感染者发生肺栓塞时有发热、咳嗽、气短等临床表现，容易漏诊及误诊。研究发现 HIV 感染者可存在多种血液成分异常，血液中可出现抗磷脂抗体、狼疮抗凝物，von Willebrand 因子、D- 二聚体水平升高，蛋白 S、蛋白 C、抗血栓素和肝素辅因子减少，从而导致血液高凝状态。其发生原因大致分为：① HIV 本身；②继发性机会性感染，包括细胞内分枝杆菌、巨细胞病毒、卡氏肺孢子菌、单纯疱疹病毒、结核分枝杆菌和弓形虫感染；③ HIV 相关性恶性肿瘤，即卡波西肉瘤、霍奇金和非霍奇金淋巴瘤；④自身免疫障碍，如自身免疫性溶血性贫血、血栓栓塞性血小板减少性紫癜。上述 4 种疾病过程均可导致多种血液成分异常。此外，HARRT 会对 HIV 感染者产生骨髓抑制的作用，使其凝血功能发生障碍，亦会增加血栓风险。血栓风险与 CD_4 水平相关，一方面低 CD_4 水平（< 200 cells/μL）可能与更强的免疫抑制及高凝状态有关，另一方面低 CD_4 水平可能提示体内更高的病毒载量，而高病毒载量同样与高凝状态有关。另外，HIV 感染本身及继发性机会性感染也可使血管内皮受损。许多研究者推测，HIV 感染者发生血栓事件与内皮细胞损伤有关，其依据为 HIV 感染者血 von Willebrand 因子和蛋白 S 升高，两者都由内皮细胞合成，内皮损伤会导致其释放增多。血液高凝状态和血管内皮损伤均可促使血栓形成性疾病的发生。

临床医生在诊治 HIV 感染者时，除了关注一些机会性感染及肿瘤外，也需关注有无合并 PE 的可能性，如 HIV 感染者出现无法解释的呼吸困难与低氧血症时，需警惕 PE 的发生。

【参考文献】

1. CHAN C M，WOODS C，SHORR A F. The validation and reproducibility of the pulmonary embolism severity index. J Thromb Haemost，2020，8（7）：1509-1514.

2. BIBAS M，BIAVA G，ANTINORI A. HIV-Associated venous thromboembolism. Mediterr J Hematol Infect Dis，2011，3（1）：e2011030.

3. CRUM-CIANFLONE N F，WEEKES J，BAVARO M. Review：thromboses among HIV-infected patients during the highly active antiretroviral therapy era. AIDS Patient Care STDS，2008，22（10）：771-778.

4. VULULI S T，BUGEZA S，ZERIDAH M，et al. Prevalence of lower limb deep venous thrombosis among adult HIV positive patients attending an outpatient clinic at Mulago Hospital. ADDS Res Ther，2018，15（1）：3.

5. LEVINE A M，VIGEN C，GRAVINK J，et al. Progressive prothrombotic state in women with advancing HIV disease. J Acquir Immune Defic Syndr，2006，42（5）：572-577.

（刘刚　刘菁　整理）

病例 22　艾滋病合并隐球菌性脑膜炎、肺隐球菌病

病历摘要

【基本信息】

患者，男性，36 岁。主因"胸闷气短 2 周，发热 3 天"入院。

现病史：患者于 2 周前无诱因出现胸闷气短，活动后明显，无发热，无咳嗽、咳痰等不适，后上述症状逐渐加重。3 天前出现发热，体温最高 38.2 ℃，多于下午出现，无明显畏寒、寒战，1 天前查胸部 CT（图 2-22-1A）：考虑肺孢子菌肺炎可能性大。为进一步诊治收入我科。患者自发病以来，精神可，食欲下降，睡眠可，大小便正常，体重无明显下降。

既往史：高尿酸血症 5 年余，目前服用非布司他 20 mg 每日 1 次；2 周前诊断窦性心动过速。

【辅助检查】

HIV 确证试验阳性，HIV 病毒载量：HIV-RNA 1 053 710 copies/mL，$CD4^+T$ 淋巴细胞 107 cells/μL，全血细胞分析：WBC 11.19×10^9/L，NE% 62.20%。真菌 D- 葡聚糖 82.60 pg/mL，CMV-IgG 387.30 U/mL，结核抗体阴性反应。肺泡灌洗液外送高通量测序（NGS）检测：结核分枝杆菌、非典型病原等检测阴性，查见大量耶氏肺孢子菌。胸部 CT 平扫（图 2-22-1B）：考虑感染性病变可能，真菌感染（？）。治疗 1 个月后胸部 CT 平扫（图 2-22-1C）对比前次胸部 CT：隐球菌

感染血型播散可能性大。血新型隐球菌抗原阳性。气管镜肺泡灌洗液检查无异常；脑脊液常规检查，墨汁染色见到隐球菌；涂片见到真菌孢子；脑脊液培养见新型隐球菌。药敏试验：对氟康唑、5-氟胞嘧啶敏感。头颅 MRI 平扫（图 2-22-1D）：考虑真菌感染可能，隐球菌感染（？）。抗新型隐球菌治疗 20 日后脑脊液结果回报：墨汁染色见到隐球菌；新型隐球菌抗原阳性；脑脊液培养无真菌生长；脑脊液曲霉菌半乳甘露聚糖检测（GM）0.38，余未见明显变化。胸部 CT（图 2-22-1E）对比前次胸部 CT：部分结节较前有所吸收。头颅 MRI 平扫（图 2-22-1F）右侧大脑脚及双侧额叶软化灶。

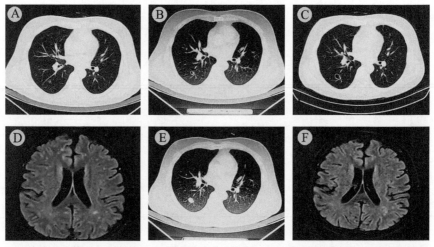

A. 入院前 1 日胸部 CT 平扫提示双肺弥漫性磨玻璃病变；B. 入院后当日胸部 CT 平扫提示右肺下叶囊腔样变；C.应用复方磺胺甲噁唑治疗 1 个月后复查胸部 CT 平扫提示右肺下叶囊腔样变，较前增大，双肺弥漫结节，双肺结节较前新发，原有结节部分吸收；D. 抗新型隐球菌治疗前查头颅 MRI 平扫提示脑实质多发异常信号；E. 抗新型隐球菌治疗 20 日后复查胸部 CT 平扫提示右肺下叶实性密度结节，空洞变为结节，双肺弥漫结节；F. 抗新型隐球菌治疗 20 日后复查头颅 MRI 平扫提示右侧大脑脚及双侧额叶软化灶。

图 2-22-1 胸部 CT+ 头颅 MRI

【诊断】

新型隐球菌性脑膜炎、肺隐球菌病、卡氏肺孢子菌肺炎、艾滋病。

【治疗经过】

患者 HIV 确证试验阳性，CD4$^+$T 淋巴细胞 107 cells/μL，结合患者病史、胸部影像学表现及 NGS 结果，支持 PCP 诊断，予以复方磺胺甲噁唑［磺胺甲噁唑（SMZ）–甲氧苄啶（TMP）］抗 PCP 治疗，每日 SMZ 75 mg/kg、TMP 15 mg/kg，分 3 次服用。治疗后患者症状逐渐改善。半个月后复查胸部 CT 较前明显好转，根据其病情调整复方磺胺甲噁唑剂量后出院。1 个月后患者再次发热，查胸部 CT 提示隐球菌感染可能性大，血清隐球菌抗原阳性，考虑隐球菌肺炎。头颅 MRI 提示隐球菌感染可能性大，行腰椎穿刺脑脊液墨汁染色见到隐球菌、脑脊液培养见新型隐球菌，诊断隐球菌性脑膜炎明确，给予诱导期方案：氟康唑 0.8 g 每日 1 次 + 氟胞嘧啶 1.5 g 每日 4 次，治疗 6 周。患者脑脊液压力 160 cmH$_2$O，查体无明显神经系统症状，未予以甘露醇脱水。治疗 3 周后患者症状好转，复查胸部 CT 提示病变吸收，脑脊液培养未见隐球菌，考虑治疗有效，规范治疗 6 周后减量为氟康唑 0.8 g 每日 1 次继续治疗。

【随访】

患者出院后持续规律口服氟康唑 1 年，其间未再出现头痛、精神和神经症状等情况，相对恢复较好。

病例分析

患者为新发艾滋病患者，以胸闷气短、发热症状发病，第一次入院气管镜灌洗液 NGS 提示大量耶氏肺孢子菌，胸部 CT 影像不典型，只考虑其为 PCP，第二次入院胸部 CT 提示隐球菌感染可能，后行脑脊液检查明确隐球菌感染诊断，提示我们艾滋病患者较正常患者更易感染隐球菌。

隐球菌病（cryptococcosis）是一种由隐球菌（cryptococcus）感染引起的深部真菌病，可累及全身多个系统，具有高致死性和高致残性的特点。隐球菌具有嗜中枢神经系统性，可穿透血脑屏障，引起中枢神经系统感染，隐球菌对儿茶酚胺的消耗可能是其嗜中枢神经系统的原因。艾滋病患者存在严重的免疫缺陷，Th1/Th2 细胞失衡引起 Th2 相关细胞因子 IL-4、IL-5 和 IL-13 水平上调，从而导致其合并隐球菌病时预后比 HIV 阴性群差。

隐球菌感染诊断源于病原学检查。包括：①直接镜检：分泌物或脑脊液等标本的墨汁染色的敏感度可达 80%。②隐球菌培养：是确诊隐球菌感染的金标准，但耗时相对较长。③免疫学检查：隐球菌荚膜多糖抗原检测。与培养、病理学检查相比，隐球菌抗原检测具有快速简便的优势，同时具有较高的敏感性和极高的特异性。④组织病理学检查：组织病理学检查是诊断病变组织中隐球菌成分的金标准，敏感度高于墨汁染色。⑤分子生物学检测：隐球菌分子生物学检测方法有多种，包括聚合酶链反应（polymerase chain reaction，PCR）、环介导等温扩增技术等。

其影像学检查缺乏特异性：①颅内隐球菌感染，中枢神经系统隐球菌病的影像学表现多种多样，在不同病程或病理阶段，其改变各不相同，主要分为脑实质改变、脑膜改变及混合型改变。其中较典型的表现为假性囊肿。有近半数患者头颅 CT 无异常发现，而头颅 MRI 可提高对隐球菌脑膜炎病灶的早期发现。②肺隐球菌感染：患者胸部 X 线及 CT 检查表现呈多样性，轻者仅表现为双肺下部纹理增加。既可表现为肺实质改变，也可表现为肺间质改变，也可同时出现肺实质与肺间质改变。

艾滋病合并肺隐球菌病的抗真菌治疗方案（表 2-22-1）：①无症状、轻至中度症状、无播散患者：氟康唑 6 mg/（kg·d），疗程 1 年。②重度症状患者：诱导治疗为两性霉素 B [0.5～1.0 mg/（kg·d）] 联合氟胞嘧啶 [100 mg/（kg·d）]，疗程≥ 2 周；巩固治疗为氟康唑 400 mg/d，疗程≥ 8 周；维持治疗为氟康唑 200 mg/d，治疗≥ 12 个月或直至宿主免疫功能恢复。

表 2-22-1　隐球菌脑膜炎治疗方案

分期		治疗方案	疗程
诱导期	首选方案	两性霉素 B 脱氧胆酸盐 [1 mg/（kg·d）] 联合 5- 氟胞嘧啶 [100 mg/（kg·d）] 治疗 1 周，继以大剂量氟康唑（1200 mg/d）治疗 1 周 两性霉素 B 脱氧胆酸盐 [0.7～1 mg/（kg·d）]+5- 氟胞嘧啶 [100 mg/（kg·d）]	≥ 2 周
	替代方案	两性霉素 B 脱氧胆酸盐 [0.4～0.7 mg/（kg·d）]+5- 氟胞嘧啶 [100 mg/（kg·d）] 两性霉素 B 脱氧胆酸盐 [0.7～1 mg/（kg·d）]+ 氟康唑（800 mg/d）	≥ 4 周
		两性霉素 B 脱氧胆酸盐 [0.7～1 mg/（kg·d）]	
		氟康唑（≥ 800 mg/d，优选 1200 mg/d）+5- 氟胞嘧啶 [100 mg/（kg·d）]	≥ 6 周
		氟康唑（800～2000 mg/d，优选≥ 1200 mg/d） 伏立康唑（400 mg/d） 伊曲康唑（400 mg/d）	10～12 周
巩固期	首选方案	氟康唑（400～800 mg/d）	≥ 8 周
	替代方案	伊曲康唑（400 mg/d） 伏立康唑（400 mg/d）	
维持期	首选方案	氟康唑（200 mg/ 日）	≥ 1 年
	替代方案	伊曲康唑（400 mg/d）	
		两性霉素 B 脱氧胆酸盐（每周 1 mg/kg）	

王宇教授病例点评

隐球菌病是由隐球菌感染引起的全球性真菌病，易感人群增多，已成为常见的机会性感染性疾病，肺隐球菌发病率逐年增高，其临床表现及影像学表现无特异性，容易误诊或延迟诊断而使病情恶化。目前对肺隐球菌的病原学、诊断和治疗仍存在诸多困惑。HIV 主要侵犯人体免疫系统，导致人体细胞免疫功能缺陷，易造成机会性致病菌感染。

此患者及时发现肺部隐球菌感染，同时积极进行中枢神经系统检查，发现隐球菌已突破神经系统屏障，治疗时应用氟康唑联合氟胞嘧啶的替代治疗方法，患者症状较快缓解，在足疗程后改为巩固期治疗方案，复查也未见其他系统损伤，治疗效果满意，说明在充分评估患者病情后选择替代治疗方案也可以达到好的效果。

【参考文献】

1. 周建英，俞云松.肺隐球菌病诊治浙江省专家共识.中华临床感染病杂，2017，10（5）：321-326.

2. 刘正印，王贵强，朱利平，等.隐球菌性脑膜炎诊治专家共识.中华内科杂志，2018，57（5）：317-323.

3. 黄薇，张维，李奇穗，等.艾滋病合并隐球菌脑膜炎的诊断及治疗.中国真菌学杂志，2021，16（2）：131-136.

4. 陈耀凯.艾滋病合并隐球菌病临床诊疗的专家共识.西南大学学报（自然科学版），2020，42（7）：1-19.

（杜志刚　崔晨曦　整理）

病例 23 艾滋病合并利福平耐药肺结核及结核性脑膜炎

病历摘要

【基本信息】

患者，男性，26 岁。主因"发热、头痛 3 天，精神行为异常半天"入院。

现病史：患者 3 天前无明显诱因出现发热（体温不详），伴间歇性头痛，否认恶心、呕吐，否认畏寒、寒战，否认咽痛、流涕，否认腹痛、腹泻，未诊治。半天前由朋友发现精神行为异常，表现为自言自语，无法正确交流，拒绝进食，随地大小便，伴呕吐，无肢体抽搐，体温 38.0 ℃，外院胸部 X 线片提示左上肺空洞，收入我科。患者自发病以来，精神萎靡，饮食、睡眠差，二便不详，体重变化不详。

既往史：发现 HIV 感染 5 月余，未治疗。否认其他病史，否认食物、药物过敏史，否认输血、手术、外伤史。

【体格检查】

体温 38.6 ℃，脉搏 80 次 / 分，呼吸 18 次 / 分，血压 110/70 mmHg。患者神志欠清，急性病容，呼之可应，不能正确对答，记忆力、定向力差。球结膜不肿，双瞳等大，对光反射灵敏。心、肺、腹查体无明显异常。颈抵抗，肌张力、肌力不能配合正常检查。

【辅助检查】

血常规正常。CRP 39.0 mg/L，PCT 0.07 ng/mL，ESR 18 mm/h，

LDH 339.6 U/L，SAA 336.9 mg/L，血生化：K^+ 3.32 mmol/L，Na^+ 123.0 mmol/L，Cl^- 77.4 mmol/L，CREA 44.2 μmol/L，GLU 7.02 mmol/L。动脉血气分析（FiO_2 0.21）：pH 7.45，$PaCO_2$ 42.4 mmHg，PaO_2 77 mmHg，SaO_2 96.80%，BE 4.30 mmol/L，HCO_3^- 28.80 mmol/L。HIV 抗体阳性。$CD4^+T$ 淋巴细胞计数 2 cells/μL。鲎试验、HSV-IgG、G 试验、GM 试验、多次痰涂片、抗酸染色均阴性。血清梅毒抗体阴性。

腰椎穿刺：脑脊液压力 > 350 mmH$_2$O，脑脊液常规：无色透明，总细胞 465 个 /μL，白细胞 465 个 /μL，单核细胞 44%，多核细胞 56%，五管糖 4 ~ 5 管阳性，潘氏试验阳性。脑脊液生化：CFP 260.4 mg/dL，GLU 1.69 mmol/L，Cl^- 98.2 mmol/L；脑脊液墨汁染色、涂片、抗酸、新型隐球菌抗原、GM 试验、CMV-DNA 均为阴性。脑脊液结核分枝杆菌复合群及利福平耐药基因检测（Xpert MTB/RIF）回报：结核分枝杆菌复合群阳性，利福平耐药基因检测阳性。

胸部 CT 平扫（图 2-23-1A）：左肺上叶继发性肺结核伴空洞形成，左肺门淋巴结肿大。

头颅 CT 平扫（图 2-23-1B）：幕上脑积水，颅底脑池形态不规则，脑膜可疑结节状增厚。

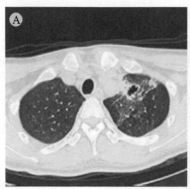
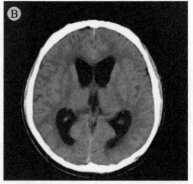

A.胸部CT可见左肺上叶尖段有空洞、索条及斑片致密影；B.头颅CT可见脑室明显扩大，脑积水。

图 2-23-1　胸部 CT 及头颅 CT

【诊断】

结核性脑膜炎、继发性肺结核、艾滋病、低钠血症、感染性中毒性休克。

【治疗经过】

抗结核治疗：入院第 2 天临床考虑为结核性脑膜炎可能性大，给予异烟肼、利福平、吡嗪酰胺、乙胺丁醇经典四联抗结核药物治疗。入院第 4 天 Xpert MTB/RIF（脑脊液）回报利福平耐药，将抗结核方案调整为左氧氟沙星、异烟肼、吡嗪酰胺、乙胺丁醇、阿米卡星（利奈唑胺昂贵、环丝氨酸无药），后肾功能受损，停用阿米卡星，加用美罗培南（Mpm）。

脱水降颅压治疗：颅压增高，肾功能正常，给予甘露醇 125 mL q8h 脱水；肌酐升高后停用。

其他治疗：地塞米松抗炎，维持水电解质平衡，保肝，保护胃黏膜等。

治疗调整：患者病情持续进展，住院第 3 天意识障碍加重，昏迷伴有高热，并伴随间断癫痫发作。患者入院第 4 天晚开始出现呼吸频率增快，血压不能维持。予以气管插管接有创呼吸机辅助通气，补液及血管活性药升压，冰帽持续降温，降低脑代谢，美罗培南抗感染治疗。患者血肌酐进行性升高，无尿，高钾血症，于入院第 10 天宣布临床死亡。

病例分析

患者青年男性，发现 HIV 感染后长期未治疗，此次以头痛、精神行为异常等中枢神经系统症状来诊，考虑中枢神经系统机会性感染的可能性大，通过脑脊液的结果证实了结核性脑膜炎（tuberculous meningitis，TBM）的诊断。入院第 2 天给予患者经典抗结核治疗，第 4 天更换为抗耐药结核方案，但患者的病情持续恶化，在更换药物当日晚因严重脑水肿、呼吸频率增快、血压下降，给予气管插管、呼吸机辅助通气、血管活性药物升压等治疗，在随后的几天内，患者肾功能损伤进行性加重，出现少尿、无尿，考虑与抗结核药物、甘露醇等药物的肾毒性及低灌注相关的肾损伤等诸多因素有关。另外，患者在气管插管后白细胞、降钙素原等指标明显升高，考虑存在呼吸机相关性肺炎。肾功能恶化限制了抗感染、抗结核及降颅压药物的应用，停用或减量相关药物使得原发病无法得到有效控制，患者最后进展为脓毒症休克、多脏器功能衰竭、高钾血症、低钙血症等，最终死亡。

　　TBM 是艾滋病患者常见的中枢神经系统机会性感染，临床无非特异症状，包括头痛、发热、畏寒、恶心、呕吐等，起病急缓不一。查体可见脑膜刺激征、颅内压增高征象等。辅助检查主要依赖脑脊液：①压力增高，外观澄清或呈毛玻璃样；②白细胞计数为（100 ～ 500）× 10^6/L，以淋巴细胞占多数，但疾病早期部分患者可以中性粒细胞为主；③蛋白质升高至 1 ～ 2 g/L；④糖 < 2.2 mmol/L，95% 的患者脑脊液糖 / 同步血糖 < 0.5。病原学方面：脑脊液抗酸染色是诊断中枢神经系统结核病快速、简便的方法。结核分枝杆菌培养因细菌生长的局限性，多不用于早期诊断。脑脊液 Xpert MTB/RIF 技术可作为确诊试验。颅底脑膜强化伴或不伴结核瘤是 TBM 最常见的征象，特异性高。

　　相较非艾滋病患者，艾滋病合并 TBM 患者的病情重，致残率高，预后差，早期诊断和及时治疗是影响患者预后的重要因素。该患者结核感染的诊断相对容易，且在入院第 2 天已经及时启动了抗结核治疗，但遗憾的是患者为利福平耐药结核菌感染者。研究显示，对异烟肼和利福平耐药的 TBM 患者预后极差，死亡率高达 80%，同时合并 HIV 感染死亡率则接近 100%。目前尚无关于耐药 TBM 的 HIV 感染者的最佳治疗方案，WHO 推荐依据多重耐药肺结核的方案治疗，并根据药物透过血脑屏障的情况选择药物。急性期使用糖皮质激素可明显改善患者临床症状。高颅压、脑缺血、脑积水、低钠血症和癫痫均可导致 TBM 患者预后不良，目前针对这些并发症的最佳处理方案尚不完善。临床上可以选择通过机械通气、保持水电解质平衡、控制和监测颅内压及严格控制体温来及时纠正异常气体交换和脑缺氧状态。

本例患者病情进展迅速，短时间内死亡，我们对其死亡原因及治疗方面总结了一些经验教训。第一，TBM 是病死率及致残率最高的结核病类型，进展快且早期症状不典型，患者往往就诊时已经错过了最佳的治疗时间。第二，我国的耐药结核负担相当严重，HIV 感染患者合并结核感染时往往以耐药结核多见，但临床中忽视了这一点，如在评估病情后选择耐药结核方案进行治疗，或许可以延缓病情进展。第三，能透过血脑屏障的抗耐药结核药物可选择的种类不多，加之部分药物价格昂贵，需较长的治疗时间且此病预后差，有经济困难的家庭往往选择放弃，这也是该患者死亡的极为重要的因素之一。另外，药物重叠肾毒性、呼吸机相关并发症等均是最终导致患者死亡的重要因素。

王宇教授病例点评

HIV 感染者继发结核感染，以 MTB 为多见，该病进展快，病

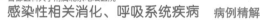

死率高，重点、难点在于早期诊断。对于耐药的结核性 TBM 患者，早期诊断、经验性治疗、及时调整治疗方案对患者的预后尤为重要。前期虽没有拿到脑脊液病原学证据，但结合肺内结核空洞病变，临床首先考虑到了结核性脑膜炎，做到了早期诊断并给予经验性四联抗结核治疗，这一点极其重要。因此，临床医师需要重视以下几点：第一，HIV 合并耐药结核感染常见，治疗前尽早完善药敏试验，有条件时应同时采用快速分子药敏检测；第二，HIV 合并肺外结核感染常见，包括结核性脑膜炎，注意选择药物顺序及药物的血脑屏障通透性；第三，及时处理药物的不良反应，尤其是多种肾损伤药物同时应用时。

【参考文献】

1. 何小庆，刘敏，陈耀凯. 艾滋病合并结核性脑膜炎治疗研究进展. 中国艾滋病性病，2019，25（3）：316-319.

2. 孙建军，乐晓琴，梁佩佩，等. 艾滋病合并结核性脑膜炎患者的临床特点及其预后影响因素. 中华传染病杂志，2020，38（7）：437-439.

3. 中华医学会结核病学分会结核性脑膜炎专业委员会. 2019 中国中枢神经系统结核病诊疗指南. 中华传染病杂志，2020，38（7）：400-408.

4. 中华医学会结核病学分会. 中国耐多药和利福平耐药结核病治疗专家共识（2019年版）. 中华结核和呼吸杂志，2019，42（10）：733-749.

5. 任坦坦，陆普选，邓国防，等. 2020 WHO 全球结核报告：全球与中国关键数据分析. 新发传染病电子杂志，2020，5（4）：280-284.

（汤艳芬　刘岩岩　整理）

病例 24 经可弯曲支气管镜支架置入术治疗 HIV 感染者上气道狭窄

病历摘要

【基本信息】

患者，男性，19 岁。主因"发现 HIV 抗体阳性 4 个月，活动后气短 2 个月"入院。

现病史：患者 4 个月前体检发现 HIV 抗体阳性，CD4$^+$T 淋巴细胞计数 204 cells/μL，确诊为 HIV 感染（艾滋病期），无明显乏力、发热、咳嗽、体重下降等表现，未诊治。3 个月前开始出现咳嗽，咳少量白黏痰，发热，体温最高 38 ℃，无明显盗汗、胸闷、气促、咯血、胸痛等症状，诊断为肺部感染，予以静脉滴注头孢类抗生素、左氧氟沙星治疗后症状缓解出院。2 个月前开始出现呼吸困难、憋气，活动后明显，自行在家里吸氧，症状无明显缓解。遂来我院。

既往史：4 个月前曾自服"农药"，经抢救后好转出院，住院期间曾行气管插管术及气管切开术。否认其他疾病史。

个人史：学生，入院 1 年前曾有同性性行为；否认输血史、静脉注射毒品史。

【体格检查】

体温 37.4 ℃，脉搏 128 次 / 分，呼吸 16 次 / 分，血压 110/60 mmHg。神志清楚，急性病容，颈软无抵抗，三凹征阳性，双肺叩诊呈清音，双肺呼吸音低，未闻及干湿啰音及胸膜摩擦音。心率 128 次 / 分，心律齐，各瓣膜听诊区未闻及病理性杂音。

【辅助检查】

血常规无异常。动脉血气分析（鼻导管吸氧 5 L/min）：pH 7.291，$PaCO_2$ 63.76 mmHg，PaO_2 116.14 mmHg，SaO_2 99.50%。CRP 3.30 mg/L，PCT < 0.05 ng/mL。

入院当日胸部 CT（图 2-24-1）：右下肺局部细支气管炎，伴间质结节影，主支气管入口处狭窄。声门下气道严重狭窄。

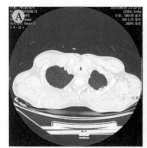
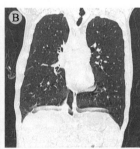
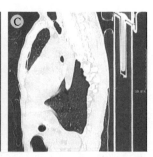

图 2-24-1　胸部 CT

电子支气管镜（图 2-24-2）：会厌下可见声门黏膜明显充血伴水肿，声带上可见椭圆形新生物，声门狭窄明显。

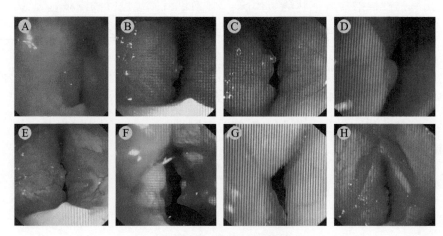

图 2-24-2　电子支气管镜

【诊断】

艾滋病、上气道狭窄。

【治疗经过】

患者入院后及时完善相关检查，患者主要表现为呼吸困难，呼吸频率增快，血气提示呼吸性酸中毒，查体示三凹征阳性，双肺呼吸音低，胸部 CT 检查发现声门下气道严重狭窄，于当晚急行支气管镜检查（图 2-24-2），于支气管镜镜下置入金属裸支架 1 枚，解除气道狭窄。患者憋气症状明显缓解，呼吸频率降至 15 次 / 分，喉鸣音立即消失，三凹征消失，术后返回病房，夜间患者可安静入睡，鼻导管吸氧（4 L/min），指测血氧饱和度 99%，双肺呼吸音对称一致，未闻及哮鸣音及干湿啰音，监测生命体征平稳。术后第 2 日复查血气分析提示酸中毒已得到纠正。复查胸部 CT 及支气管镜检查，主气道狭窄改善，患者症状好转出院，定期复查胸部 CT 和支气管镜检查。

【随访】

置入支架 2 周后在支气管镜下取出金属裸支架，患者无气促等不适。取出支架 1.5 个月后患者再次出现气促，查胸部 CT 提示气管局部狭窄，先后 3 次予以支气管镜下介入治疗（球囊扩张、冷冻、高频电刀电切）后气促好转，未再出现气促症状，复查胸部 CT 及支气管镜气道未再出现狭窄。

病例分析

患者 4 个月前发现艾滋病，此次以气促逐渐加重为主要表现，入院时已经出现严重呼吸困难，呼吸性酸中毒明显，影像学检查发现气道重度狭窄，保守治疗效果差，外科手术创伤性较大，此时气

151

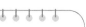

管镜介入治疗可起到明显作用，且创伤性较小，安全性强。给予患者支架置入后症状迅速缓解，治疗效果明显。

近年来，介入呼吸病学发展迅速，在呼吸系统疾病的诊断和治疗中发挥越来越重要的作用。

（1）经支气管导航辅助技术：超细支气管镜、支气管镜导航（虚拟导航或电磁导航）和径向支气管内超声（R-EBUS）三者的联合应用，极大提高了肺外周病变诊断的阳性率，是现阶段经支气管肺外周病变诊断较理想的方法。支气管镜下经肺实质结节抵达术的出现，使得经支气管肺外周病变的活检可以不依赖于自然支气管管腔，理论上做到肺外周病变的"全肺抵达"。

（2）内镜成像技术：①光学相干断层扫描技术（optical coherence tomography，OCT），图像分辨率可以达到气道内超声图像的10倍以上，能够清楚显示气道管壁的层次，分辨出包括黏膜层、黏膜下层、平滑肌、气道软骨等结构。通过OCT技术，一些慢性气道炎症疾病如慢性阻塞性肺疾病、支气管哮喘等的气管管壁和相关结构重塑可以被识别和量化。②共聚焦激光显微内镜技术（confocal laser endomicroscopy，CLE），通过可视化单个恶性细胞，CLE有可能成为肺癌的实时检测工具。

（3）经支气管治疗技术：对于肺小结节的外周消融治疗，目前已有的经支气管消融的方式主要有RFA、微波消融治疗（microwave ablation，MVA）、热蒸汽消融治疗、光动力治疗等。不同的消融设备，消融功率和消融范围会有所不同，疗效评估仍然是目前存在的一个问题。因此，消融治疗后的CT随访是非常必要的，可以动态对病灶的消融疗效进行评估和监测，以便及早发现肿瘤复发。

（4）慢性气道疾病的介入治疗：以往慢性气道疾病如慢性阻塞

性肺疾病、哮喘等多以药物治疗为主，近年来，出现了一些新的介入治疗技术，尝试对此类慢性气道疾病进行介入治疗，取得了一定进展。主要包括支气管热成型术、支气管镜肺减容术（bronchoscopic lung volume reduction，BLVR）、靶向去神经技术（targeted lung denervation，TLD）、支气管镜气管支气管成形术等。

（5）气道支架：对于大多数恶性或良性中央气道狭窄患者而言，气道支架置入治疗都可以使其症状快速缓解。在过去30年中，气道支架不断发展，但目前临床主要应用的还是两大类：硅酮支架和金属支架（包括全覆膜、半覆膜或裸支架）。但由于这些支架均存在相应并发症，不能完全满足临床治疗的需要，因此新的气道支架也在不断尝试研发。一些研究尝试改变支架的编织方法或结构，另一些则关注于改变支架的材料，比如研发可降解支架、纳米银离子支架及药物涂层支架等。

王宇教授病例点评

此患者确诊 HIV 感染（艾滋病期）后反复出现发热、咳嗽咳痰等，治疗后虽能好转，但逐渐出现呼吸困难，来院时已存在呼吸衰竭、呼吸性酸中毒，查体可见三凹征，双肺呼吸音低，结合既往有气管切开病史，考虑存在大气道狭窄，病情危重，随时会出现气道梗阻而致命，经胸部 CT 证实后及时给予经气管镜气道支架置入后呼吸困难快速缓解，挽救了患者性命。待患者生命体征平稳、症状改善后，及时将支架取出，后续予以多次气管镜下介入治疗，缓解患者气道狭窄，且预后较好。中心气道的良性狭窄根据发生机制分为：增生性狭窄、瘢痕收缩性狭窄、异物性狭窄、动力性狭窄及外压性狭窄。

笔记

其根据狭窄程度可分为 6 级：1 级小于 25%，2 级 25% ～ 50%，3 级 50% ～ 75%，4 级 75% ～ 90%，5 级大于 90%，6 级完全阻塞。治疗包括热消融、冷冻切除、球囊扩张、局部切开、支架置入，目前用得最多的是球囊扩张和支架置入，支架的分类上面已有讨论，根据不同情况选择不同支架，该患者是瘢痕狭窄，最好的方法是选择球囊扩张，如果真的扩张不开，就放一个覆膜支架或者硅酮支架。

近年来，我科已针对艾滋病合并气道狭窄患者开展气管镜下支架置入术、球囊扩张、冷冻及高频电刀等气管镜下介入治疗，缓解了患者症状，挽救了患者性命。面对这类人群，需要医生具备广阔的诊疗思路，同时认真分析查体及检查结果，鉴别诊断其疾病病因，改善患者预后。

目前支气管镜技术发展迅速，结合了检查、活检、治疗等，国内呼吸介入医师还应当充分发挥自身优势，在临床工作中多加思考、总结和创新，注重与相关行业新技术的融合及医工转化。

【参考文献】

1. 刘国梁，何权瀛，曹照龙，等 . 呼吸困难诊断、评估与处理的专家共识 . 中华内科杂志，2014，53（4）：337-341.

2. 王婷，张杰 . 介入呼吸病学年度进展 2021. 中华结核和呼吸杂志，2021，45（1）：88-94.

3. 孔晨，白冲 . 经支气管镜治疗周围型肺癌 . 中华结核和呼吸杂志，2020，43（6）：534-539.

4. ATTIA M，KECHAOU S，AFFES M，et al. Radiofrequencyablathermia of pulmonary nodules：CT follow - up and prognostic study. Tunis Med，2020，98（10）：730-738.

5. GUIBERT N，SAKA H，DUTAU H. Airway stenting：technological advancements and its role in interventionalpulmonology. Respirology，2020，25（9）：953-962.

（崔晨曦　整理）

病例 25　肺孢子菌肺炎合并自发性气胸

病历摘要

【基本信息】

患者，男性，32 岁。主因"发热伴咳嗽 1 个月"入院。

现病史：患者 1 个月前出现发热，伴寒战，未测体温，体温可自行下降至正常，多于下午发热，口服退热药物后可降至正常，体温波动于 37.5 ~ 38.0 ℃，偶有活动后喘息。10 余天前患者于当地医院诊治，查 HIV 抗体阳性，胸部 CT 示双肺内弥漫性大片状磨玻璃阴影及条索影。1 天前患者体温升高至 39.0 ℃，现为进一步治疗入院。

既往史：既往体健。否认食物、药物过敏史。

个人史：否认冶游史。吸烟 8 年，20 支 / 日，否认饮酒史，未婚，无子女。

【体格检查】

体温 38.0 ℃，脉搏 102 次 / 分，呼吸 20 次 / 分，血压 113/70 mmHg。双肺叩诊呈清音，双肺呼吸音清，未闻及干湿啰音及胸膜摩擦音。心界不大，心率 102 次 / 分，心律齐，各瓣膜听诊区未闻及病理性杂音，腹部平坦，全腹无压痛及反跳痛，肝、脾肋下未触及，移动性浊音阴性，双下肢无水肿。

【辅助检查】

血常规：WBC 4.81×10^9/L，NE% 42.20%，HGB 124.0 g/L，PLT 277.0×10^9/L。HIV 确证试验：阳性。真菌 D- 葡聚糖检测：41.0 pg/mL。$CD4^+T$ 淋巴细胞：56 cells/μL。肝肾功能：ALT 105.1 U/L，AST 58.5 U/L，

ALB 34.9 g/L，A/G 0.9，BUN 2.50 mmol/L，CREA 57.5 µmol/L。CPR 3.8 mg/L。

气管镜检查：气管镜下炎性改变，待灌洗液及毛刷结果回报明确病原诊断。肺泡灌洗液抗酸染色：阴性。支气管刷片：可见分化良好的呼吸上皮细胞，未见肿瘤细胞。支气管肺泡灌洗液病理诊断：可见分化良好的呼吸上皮细胞及炎细胞，并见少量云絮状粉染无定形物，考虑为PCP。

入院时胸部CT（图2-25-1）：双肺内弥漫性大片状磨玻璃阴影。

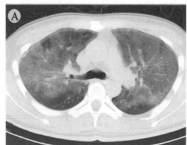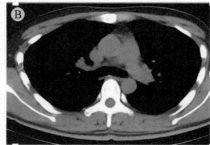

A.肺窗；B.纵隔窗。

图 2-25-1　入院时胸部 CT

入院2周后胸部X线片（图2-25-2）：左侧气胸，左上肺明显压缩。

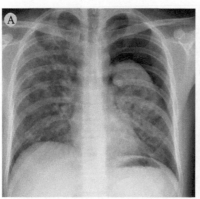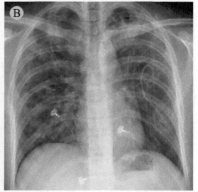

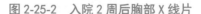

A.患者出现左侧气胸时胸部X线片，左上肺被压缩；B.给予胸腔闭式引流后患者恢复情况，左上肺已复张。

图 2-25-2　入院 2 周后胸部 X 线片

【诊断】

肺孢子菌肺炎、艾滋病、自发性气胸。

【治疗经过】

HIV 确证试验阳性，考虑艾滋病、肺孢子菌肺炎、细菌感染，予以复方磺胺甲噁唑 [甲氧苄啶（TMP）– 磺胺甲噁唑（SMZ）] TMP 25 mg/kg、SMZ 5 mg/kg 每日 4 次抗肺孢子菌治疗，莫西沙星 0.4 g 每日 1 次抗感染治疗，并给予替诺福韦 + 拉米夫定 + 依非韦伦抗 HIV 治疗。患者体温正常，症状明显好转，患者住院期间突然出现喘憋加重，完善检查，考虑自发性气胸，予以胸腔闭式引流、高浓度吸氧，后复查胸部 CT 示肺部病变较前明显吸收。经上述一系列治疗后患者病情稳定出院，出院后继续复方磺胺甲噁唑预防量治疗。

【随访】

患者出院后 1 个月门诊复诊，无不适。

病例分析

此患者 HIV 确证试验阳性，CD4$^+$T 淋巴细胞 56 cells/μL，已到艾滋病期，需尽快行抗 HIV 治疗。患者出现呼吸道症状，支气管肺泡灌洗液病理见少量云絮状粉染无定形物，胸部 CT 表现为大片膜玻璃影，肺孢子菌肺炎诊断明确。

但此患者在抗肺孢子菌治疗过程中，呼吸道症状明显改善，病情逐渐稳定，但是却突然出现了喘憋、呼吸困难，这种情况下，我们需要警惕突发气胸的可能，肺部听诊、床旁胸部 X 线片都可以帮助我们确定诊断。

气胸的发生可能与以下两方面有关。

一方面，气胸的发生可能与 PCP 有关。首先，PCP 导致肺组织的严重炎症，导致坏死性肺泡炎和正常肺实质组织被囊肿和气囊肿取代，这些囊肿和气囊肿随后破裂并向胸膜空间释放空气，导致气胸。其次，PCP 可能导致肺组织局部胸膜下坏死，导致空化和支气管胸膜瘘形成，进而导致气胸。再次，严重的间质炎症和后来的 PCP 纤维化可导致肺 PCP 挛缩，空气从肺胸膜渗漏到胸膜间隙。此外，PCP 患者的气胸可能由诊断和治疗并发症引起，包括支气管镜检查引起的医源性气胸、机械通气引起的气压创伤。

另一方面，HIV 本身也可对肺实质产生破坏作用，导致肺泡的炎症和肺气肿。肺泡巨噬细胞和成纤维细胞都表达 CD4 受体分子，因此可能作为 HIV-1 的宿主，并可能参与炎症反应的诱导。HIV 还可以对巨噬细胞产生直接的细胞毒性作用，导致弹性蛋白酶的释放，这可能是引起肺气肿的一个因素，当炎症侵蚀到一定程度，且有大而薄的囊肿存在时，气体就可能穿孔进入胸膜腔，引起气胸。当有肺间质病变时，纵隔气肿的发生率升高，机制为肺间质病变引起肺泡内与肺泡外间质之间压力差梯度降低，使肺泡更易破裂。

需要警惕的是，PCP 并发气胸的患者比 PCP 无并发气胸的患者有更高的死亡率。合并气胸的艾滋病患者临床治疗比较棘手，住院病死率较高。所以我们应该及时发现，及时治疗，争取降低死亡率。

🗒 王宇教授病例点评

对于 HIV 感染者，相对于非 HIV 感染者，气胸是其常见且有潜在致命风险的一个并发症，且发病率较高。主要表现为在症状好转过程中突然出现呼吸困难、喘憋症状，病情通常比较急，需紧急处

笔记

理。气胸包括闭合性气胸、开放性气胸、张力性气胸，三种气胸均会导致患者出现胸闷、气促、呼吸困难的症状。对于 HIV 感染合并 PCP 的患者，由于 HIV 及各种机会性感染的炎症作用，通常发生闭合性气胸，但也有发生张力性气胸的报道。对于有症状的和存在大量气体的气胸患者需要立即行胸导管引流，也可使用中心静脉导管胸腔闭式引流（中心静脉导管管腔细，创伤小，一定程度能够减少并发症的发生）。对于存在持续漏气的患者应该在胸腔镜下手术修补和固定胸膜，不能耐受手术的患者应行床旁胸膜固定术或在内镜下放置单向阀门的装置。如内科联合胸腔闭式引流效果不佳，可转诊外科进一步治疗。

【参考文献】

1. 向攀，赵红心. HIV/艾滋病患者合并气胸的临床分析. 中华全科医师杂志，2017，16（8）：4.

2. 中华医学会感染病学分会艾滋病丙型肝炎学组，中国疾病预防控制中心. 中国艾滋病诊疗指南（2021 年版）. 中国艾滋病性病，2021，27（11）：20.

3. SUWANWONGSE K，SHABAREK N. Tension pneumothorax following pneumocystis jirovecii pneumonia. Cureus，2020，12（1）：e6799.

（汤艳芬　薛天娇　整理）

病例 26　结核性胸膜炎的内科胸腔镜诊治

病历摘要

【基本信息】

患者，男性，32 岁。主因"咳嗽 20 天，间断发热 1 周"收入院。

现病史：患者于 20 天前无明显诱因出现咳嗽，为刺激性干咳，无发热、喘息等其他伴随症状，未诊治。1 周前出现间断发热，体温最高 39.2 ℃，白天明显，无寒战，伴乏力、盗汗，右侧卧位时感呼吸困难，于当地诊所诊治，效果欠佳（具体不详），遂来我院就诊。行胸部 X 线检查提示右侧大量胸腔积液，伴肺不张可能性大。门诊以"胸腔积液"收入院。病程中患者无胸痛、咯血，无头痛、意识障碍及抽搐，无腹痛、腹泻，无尿频、尿急、尿痛，无关节肌肉酸痛等不适，饮食、睡眠可，二便正常，体重无明显减轻。

既往史：平素体健。否认输血及使用血制品史。否认食物、药物过敏史。

【体格检查】

体温 37.8 ℃，脉搏 125 次 / 分，呼吸 20 次 / 分，血压 143/81 mmHg。神志清，急性病容，皮肤黏膜无出血、皮疹。右侧肩胛下角线第 7 肋骨以下叩诊呈浊音，右中下肺呼吸音低，双肺未闻及明显干湿啰音及胸膜摩擦音。心界不大，心率 125 次 / 分，心律齐，各瓣膜听诊区未闻及病理性杂音，腹部平坦，全腹无压痛及反跳痛，双下肢无水肿。

【辅助检查】

动脉血气分析（FiO_2 0.21）：pH 7.49，PaO_2 61.6 mmHg，$PaCO_2$ 32.8 mmHg，SaO_2 93.3%。CRP 68.3 mg/L，ESR 60 mm/h；LDH 165.1 U/L；痰涂片（−）；T-SPOT 阳性。血生化：总蛋白 66.9 g/L，白蛋白 34.9 g/L。血常规、肿瘤标志物、肾功能正常。胸腔积液超声：右侧胸腔 7 ～ 11 后肋间见无回声，最深 120 mm，可见大量分隔。

胸腔穿刺：胸腔积液常规：黄色，混浊，比重 1.040，李凡他试验阳性，白细胞数 3517 个 /μL，单核细胞 92%，多核细胞 8%，总细胞数 3517 个 /μL。胸腔积液生化：K^+ 3.73 mmol/L，Na^+ 136.8 mmol/L，Cl^- 101.0 mmol/L，GLU 4.17 mmol/L，总蛋白 55.4 g/L，ALB 31.8 g/L，LDH 380.6 U/L，ADA 31.6 U/L，AMY 46.7 U/L。胸腔积液涂片、抗酸染色、TB-PCR、鲎试验均阴性。

胸腔镜及病理（图 2-26-1）：肉眼：壁层胸膜可见白色米粒状病灶，胸腔可见广泛粘连纤维。病理诊断：（胸腔积液引流物）纤维素及炎性渗出。（胸膜）少许黏膜及横纹肌，呈肉芽肿性炎，可见个别抗酸染色阳性的杆菌，考虑为结核感染。免疫组化：CD68（＋），CK AE1/3（＋），CK5/6（−），Calretinin（−），Ki-67（＋），Vimentin（＋），WT-1（＋）；特染结果：PAS（−），六胺银染色（−），抗酸染色（＋）。

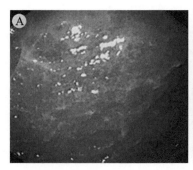
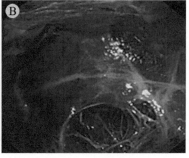

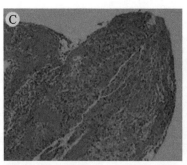
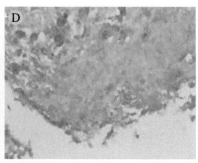

A. 胸腔镜下胸膜可见多发白色米粒大小结节；B. 胸腔镜下可见纤维素渗出，胸膜分隔、粘连；
C. 胸膜组织呈肉芽肿性炎（HE 染色 ×100）；D. 胸膜组织可见抗酸杆菌（抗酸染色 ×100）。

图 2-26-1　胸腔镜及病理

【诊断】

结核性胸膜炎、右侧胸腔积液。

【治疗经过】

一般支持治疗：休息、吸氧等。

抽液治疗：给予胸腔置管引流，缓解心肺压迫；胸腔镜解除胸膜粘连。

抗结核治疗：给予标准治疗：异烟肼片 0.3 g，每日 1 次；利福平胶囊 0.45 g，每日 1 次；盐酸乙胺丁醇片 0.75 g，每日 1 次；吡嗪酰胺片 0.5 g，每日 3 次。同时给予保肝治疗。

【随访】

病情好转，复查随诊胸腔积液未再反复。

病例分析

患者青年男性，起病急，以发热、盗汗、乏力、呼吸困难等为主要表现，红细胞沉降率增快，T-SPOT 阳性。超声提示单侧大量胸腔积液，根据 Light 标准，渗出性胸腔积液，以单核细胞为主。胸腔

笔记

积液引流后复查胸部 CT，肺内未见明确病变。胸腔镜检查可见胸膜多发结节灶，对应部位胸膜活检可见肉芽肿性炎，抗酸染色阳性杆菌，结核性胸膜炎诊断明确。本例患者是一例典型结核性胸膜炎患者，临床上接诊胸腔积液患者，重点在于诊断思路，需重视胸腔镜的诊断价值，治疗上需遵循规范。

1. 结核性胸腔积液的诊断

（1）单侧胸腔积液的诊断思路：《英国胸科学会成人单侧胸腔积液诊断指南》中提到，单侧胸腔积液患者，首先根据临床评估和病史、胸腔积液穿刺结果判断胸腔积液的性质，痰液、胸腔积液中是否找到抗酸杆菌；无法明确病因的患者可考虑选择侵袭性检查（包括经皮胸膜活检、胸腔镜等）手段明确诊断。

（2）青年患者伴有单侧胸腔积液，通常需要考虑结核性胸膜炎的可能。结核性胸膜炎患者临床上常见于青年患者，存在胸腔积液相关的呼吸困难、胸膜炎性胸痛及发热等表现，无特异性，影像学检查亦无特征性改变，多为单侧，积液量中等，多有同侧肺部浸润，5% 患者仅有胸腔积液唯一表现。

（3）胸腔积液类型的判断：胸腔穿刺抽液送检是评估胸腔积液性质是渗出液还是漏出液的常规诊断策略。临床最常用的判断方法为 Light 标准：①胸腔积液蛋白 / 血清总蛋白 > 0.5；②胸腔积液 LDH/ 血清 LDH > 0.6；③胸腔积液 LDH > 2/3 血清 LDH 正常值上限。满足以上 1 条或 1 条以上即可诊断为渗出液，准确度可达 93% ~ 96%。渗出液常见病因：恶性肿瘤、肺炎旁胸腔积液、结核；肺栓塞、自身免疫性疾病、胰腺炎、应用药物等病因少见。漏出液常见病因：心力衰竭、肝硬化、肾病综合征、低蛋白血症、甲状腺功能减退等。

（4）结核化验的解读：①腺苷脱氨酶 ADA：在结核性胸腔积液中以高浓度存在，＞ 40 U/L 阳性预测值高达 98%。②干扰素释放试验（IGRAs）：国内目前较多开展的是 T-SPOT，主要检测患者体内存在结核特异的效应 T 淋巴细胞数目。在结核病发病率较低的地区敏感性尚可，但特异性不够，不能作为确定是否为活动性结核病的依据。IGRAs 在胸腔积液中的敏感性和特异性较差。

多数化验结果不能单独用于结核感染的诊断，都需要进行综合分析。还有研究证明，溶菌酶、IL-27、PET-CT 等在鉴别结核与恶性肿瘤方面有效，但临床应用价值有限。

2. 结核性胸膜炎的治疗

肺结核初治患者的标准化治疗方案一般为 6 个月，分为两个阶段，即强化期 2 个月、巩固期 4 个月。强化期用药为异烟肼（isoniazid，INH，H）、利福平（rifampicin，RFP，R）、吡嗪酰胺（pyrazinamide，PZA，Z）、乙胺丁醇（ethambutol，EMB，E），巩固期只用前两种即可。结核性胸膜炎遵循早期、规律、全程、适量、联合的五项基本原则，治疗方案同初治肺结核。

3. 内科胸腔镜的价值

多项证据表明，胸腔镜胸膜组织活检对于结核性胸膜炎的诊断率高达 70% 以上，联合病理发现坏死性肉芽肿，诊断敏感性可高达100%。还有研究表明，内科胸腔镜的操作同时具有治疗的意义。结核性胸膜炎患者都会遗留不同程度的胸膜粘连、增厚，此与慢性胸痛、呼吸困难和肺功能障碍有关，会延长患者住院时间。相较常规胸腔穿刺引流，胸腔镜有助于尽快引流胸腔积液，可减轻胸腔粘连，减少胸膜肥厚度，对患者有长远治疗意义。

王宇教授病例点评

不同于其他类型的胸腔积液，结核性胸膜炎的胸腔积液纤维素渗出较多，可在短时间内形成广泛的粘连带，影响淋巴管排出胸腔积液，造成胸膜增厚、包裹，肺通气功能也会出现不同程度受损，即使给予抗结核药物，其杀菌效果也会大大降低，导致难治性胸腔积液的出现。因此结核性胸腔积液需尽早诊断、尽快引流胸腔积液、及时治疗。实际工作中，患者的临床表现常不典型，胸腔穿刺引流胸腔积液速度慢、胸腔积液中结核分枝杆菌数量少，涂片和培养的阳性率不高，使得胸腔积液的诊断困难，可能需要反复胸腔穿刺，增加了患者的痛苦。在结核性胸膜炎的诊治中，内科胸腔镜技术安全性高、花费少、诊断率高，除辅助诊断外，胸腔镜下可清理胸腔内积脓、胸膜粘连，剥离纤维素膜，促进肺复张，有效减少对于肺功能的损伤。建议基层医院推广胸腔镜检查，临床上若患者胸腔积液性质考虑或拟诊为结核性胸膜炎，建议优先考虑内科胸腔镜进一步诊治，对患者的长远治疗更有益处。

【参考文献】

1. HOOPER C，LEE Y C，MASKELL N. Investigation of a unilateral pleural effusion in adults：British Thoracic Society Pleural Disease Guideline 2010. Thorax，2010，65（2）：ii4-ii17.

2. 刁小莉，金木兰，曹勋，等. 结核性胸膜炎经胸腔镜胸膜活检诊断 66 例临床病理分析. 诊断病理学杂志，2016，23（5）：349-352.

3. SHAW J A，DIACON A H，KOEGELENBERG C. Tuberculous pleural effusion. Respirology，2019，24（10）：962-971.

4. 唐晓媛，左慧敏，陈国峰，等. 内科胸腔镜治疗结核性胸膜炎的意义. 中国内镜杂志，2018，24（7）：1-4.

（刘岩岩　整理）

病例 27　肺癌化疗后致非 HIV 相关免疫受损肺孢子菌肺炎

病历摘要

【基本信息】

患者，女性，53 岁。主因"咳嗽 11 月余，乏力 5 月余，胸闷 2 天"入院。

现病史：患者 11 月余前受凉后出现咳嗽，少痰，偶有血丝，无发热、胸痛，无喘憋、呼吸困难等不适，未就诊。后咳嗽症状逐渐加重，于外院对症止咳治疗后好转。5 月余前患者出现活动后乏力，食欲较差，持续不缓解，就诊于我院，行肺部超声，提示左肺实性占位，后行胸部增强 CT，提示左肺上叶前段占位，周围型肺癌可能性大，伴左上肺静脉受侵，左肺下叶转移瘤可能。完善超声引导下肺占位穿刺活检后，病理提示腺癌。2 月余前患者开始应用贝伐珠单抗 450 mg 联合培美曲塞 700 mg 化疗 2 个周期，并应用替雷利珠单抗 200 mg 静脉滴注。治疗过程中患者胆红素升高，考虑免疫性肝炎，予以甲泼尼龙冲击治疗。末次化疗方案为贝伐珠单抗 450 mg。2 天前患者停用激素后出现胸闷、憋气，伴乏力、腹部不适。为进一步诊治收入肿瘤科。此次发病以来，患者食欲稍差，乏力，精神、睡眠尚可，二便正常，体重无明显改变。

既往史：平素健康状况一般，否认高血压、冠心病、糖尿病病史，否认传染病病史，否认食物、药物过敏史，否认手术、外伤史。

【辅助检查】

血常规：NE% 84.90%，HGB 152.00 g/L。感染及炎症相关指标：PCT 0.38 ng/mL，LDH 636.0 U/L，CRP 103.2 mg/L，真菌 D- 葡聚糖：174.9 pg/mL。动脉血气分析（面罩 10 L/min）：pH 7.456，PaO$_2$ 57.40 mmHg，PaCO$_2$ 27.70 mmHg，HCO$_3^-$ 19.70 mmol/L。EB 病毒抗体、巨细胞病毒抗体均为阴性，肺炎支原体抗体 1 ∶ 40。CD4$^+$T 淋巴细胞计数 112 cells/μL。

胸部 CT 平扫（图 2-27-1）：左肺上叶前段占位，考虑周围型肺癌。双肺广泛磨玻璃密度影、多发斑片实变及索条影，考虑感染性病变可能。

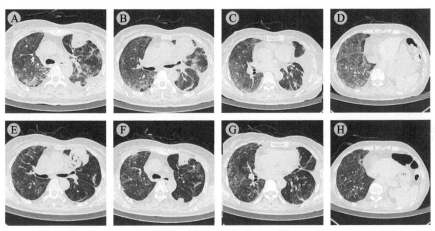

A ～ D. 入院第 4 天胸部 CT 提示双肺广泛磨玻璃密度影，感染性病变；E ～ H. 入院第 25 天胸部 CT 提示双肺感染性病变明显吸收。

图 2-27-1　胸部 CT 平扫

治疗 2 周后复查胸部 CT 平扫：左肺肿块实性部分较前变小，坏死明显。左侧胸膜新发转移瘤。对比前片，双肺感染性病变明显吸收。

【诊断】

肺孢子菌肺炎、重症肺炎（细菌、真菌）、Ⅰ型呼吸衰竭、肺腺癌。

【治疗经过】

患者此次出现胸闷、憋气为突然停用激素后，首先考虑为激素停药后反应，予以氧疗及平喘等对症治疗。入院后出现低热，完善实验室检查后，回报感染指标升高，考虑肺部感染，给予哌拉西林舒巴坦抗感染治疗。入院 3 天后患者喘息缓解不明显，体温继续升高，结合患者既往长期使用激素、肺癌晚期、免疫力低下，考虑肺部感染未控制，故抗生素升级为比阿培南，并预防性使用氟康唑抗真菌。胸部 CT 表现符合间质性肺炎合并感染，考虑为免疫性肺炎，故给予甲泼尼龙当量 2.5 mg/kg。以上方案治疗 2 天后，患者血氧饱和度仍低，复查血气分析提示 Ⅰ 型呼吸衰竭，且完善真菌 D- 葡聚糖检测，结果明显升高，首先考虑深部真菌感染合并免疫性肺炎可能，给予伏立康唑抗真菌，复查 PCT 水平明显下降，故停用比阿培南，更改为莫西沙星抗感染，并联合复方磺胺甲噁唑预防肺孢子菌肺炎。呼吸支持改为面罩吸氧 10 L/min，血氧饱和度维持在 80% ～ 85%。

入院第 6 天患者转入呼吸科，并应用经鼻高流量呼吸支持（患者拒绝应用有创 / 无创呼吸机），氧浓度 65%，吸气流速 55 L/min。结合患者免疫力低下病史及胸部影像学等辅助检查，考虑 PCP 可能性大，故加用治疗量复方磺胺甲噁唑及醋酸泼尼松规律抗 PCP 治疗，延续莫西沙星抗细菌感染。经以上治疗后患者胸闷憋气逐渐好转，血氧饱和度逐渐恢复至 95% 以上，感染指标、LDH、真菌 D- 葡聚糖水平回降。逐渐下调经鼻高流量参数，入院第 17 天改为鼻导管吸氧。入院第 25 天复查胸部 CT，肺部感染较前明显好转后出院。

【随访】

病情好转，复查胸部 CT 提示感染性病变较前吸收。

📋 病例分析

　　PCP 是一种发生于免疫功能受损个体中的感染，CD4$^+$T 淋巴细胞计数较低的 HIV 感染者发生 PCP 的风险最高。在非 HIV 感染者中，发生 PCP 的最重要危险因素是使用糖皮质激素和细胞介导免疫力的缺陷，有观点认为，糖皮质激素使用患者容易发生 PCP 的机制是抑制细胞介导免疫和改变肺表面活性物质。其他危险因素包括血液系统恶性肿瘤、器官移植、炎症性疾病、实体肿瘤等。该患者为肺癌患者，且应用激素及免疫抑制药物，因此发生 PCP 的概率很高。目前尚无大样本量的研究表明化疗药物对 PCP 发生的影响，但曾有个案报道应用贝伐珠单抗的肠道肿瘤患者感染了 PCP，本例患者也曾应用贝伐珠单抗治疗。

　　发生 PCP 时，HIV 感染的患者通常表现为亚急性的病程，而非 HIV 感染但存在免疫缺陷患者的临床特点多为病情的快速进展，出现呼吸衰竭的风险更高，死亡率也更高。影像学方面，两类人群无明显差异，典型的 PCP 放射影像学特征为双侧弥漫性的间质浸润。

　　PCP 的确定性诊断基于对呼吸系统样本进行着色剂染色、荧光抗体染色或进行 PCR 检测以识别肺孢子菌。因肺孢子菌不能培养，故只能通过染色的方法确定。呼吸系统标本的类型主要包括痰液、肺泡灌洗液及肺活检。近年来诱导痰成了 PCP 的初步操作，因其相对安全的操作方法，可用于不能耐受侵入性检查的患者，更有研究表明诱导痰的高敏感性和特异性，但该研究样本多数是 HIV 感染患者。肺活检应用较少，但敏感性极好，一般仅用于高度怀疑 PCP 且肺泡灌洗液为阴性的患者。相比于 HIV 感染者，非 HIV 感染者的肺孢子菌数量普遍更低，因此有时无法获取足量的样本，或不能安全

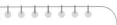

获取呼吸系统样本时，可通过推定诊断决定是否进行治疗。对于有PCP 危险因素的患者，临床和放射影像学表现可以高度提示 PCP 的诊断，其他血清诊断性检测如 β -D- 葡聚糖水平的升高，都可用于支持这一诊断。本病例患者获取呼吸道标本风险很高，但考虑存在发生 PCP 多个危险因素，此次病程进展迅速，血气符合Ⅰ型呼吸衰竭，实验室检查中 LDH 及真菌 D- 葡聚糖水平均明显升高，胸部 CT 可见多肺叶散在磨玻璃阴影，因此高度怀疑 PCP。经过磺胺治疗后症状也确实得到改善，印证了 PCP 的诊断。

对于非 HIV 感染者发生的 PCP，无论严重程度如何，均首选复方磺胺甲噁唑（trimethoprim-sulfamethoxazole，TMP-SMX），肾功能正常者的 TMP-SMX 剂量为 15 ～ 20 mg/（kg·d），分 3 次或 4 次静脉给药或口服，剂量以 TMP 成分计，治疗持续时间为 21 日。对 TMP-SMX 过敏的患者最好予以脱敏处理，若患者存在严重过敏史，替代治疗包括克林霉素＋伯氨喹，TMP+ 氨苯砜，阿托伐醌，以及喷他脒静脉治疗。糖皮质激素用于辅助非 HIV 感染的 PCP 患者治疗上一直存在争议，Ding L 等学者的综述表明辅助使用糖皮质激素促进了非 HIV 感染发生 PCP 且合并呼吸衰竭患者的预后，但由于未感染 HIV 的中至重度 PCP 患者病程呈暴发性进展且死亡率高，如果动脉血气分析（氧浓度 21%）中血氧分压＜ 70 mmHg 或肺泡－动脉（A-a）氧梯度≥ 35 mmHg，或者指测血氧饱和度＜ 92%，则建议给予糖皮质激素治疗。

王宇教授病例点评

本病例为肺癌晚期患者，多次化疗后，长期使用激素，$CD4^+$ 细胞计数水平低，存在免疫力低下，此次起病急，病程短，主要表现为发热、咳嗽、胸闷，伴有 I 型呼吸衰竭，血 LDH、真菌 D- 葡聚糖明显升高，胸部 CT 可见多肺叶散在磨玻璃阴影，即使无法进行确定性诊断，根据现有依据可临床诊断为 PCP。治疗上规范应用 TMP-SMX，并联合糖皮质激素辅助治疗，疗效显著。当患者处于治疗 PCP 过程中时，暂不适宜继续行化疗，待感染好转后可考虑继续应用抗肿瘤药物治疗。此病例提示，对于 HIV 阴性但免疫力低下的患者，突然出现憋气、血氧下降，胸部影像学符合典型 PCP 表现，即使无法获取病原学，也应排除禁忌后积极治疗 PCP。

【参考文献】

1. HIGASHI Y，NAKAMURA K，HIROSE A，et al. A case of pneumocystis pneumonia developed during chemotherapy for sigmoid colon cancer. Gan To Kagaku Ryoho，2017，44（12）：1326-1328.

2. SALZER H J F，SCHÄFER G，HOENIGL M，et al. Clinical，diagnostic，and treatment disparities between HIV-infected and non-HIV-infected immunocompromised patients with pneumocystis jirovecii pneumonia. Respiration，2018，96（1）：52-65.

3. BOLLÉE G，SARFATI C，THIÉRY G，et al. Clinical picture of pneumocystis jiroveci pneumonia in cancer patients. Chest，2007，132（4）：1305-1310.

4. SENÉCAL J，SMYTH E，DEL CORPO O，et al. Non-invasive diagnosis of pneumocystis jirovecii pneumonia：a systematic review and meta-analysis. Clin Microbiol Infect，2022，28（1）：23-30.

5. DING L，HUANG H，WANG H，et al. Adjunctive corticosteroids may be associated with better outcome for non-HIV pneumocystis pneumonia with respiratory failure：a systemic review and meta-analysis of observational studies. Ann Intensive Care，2020，10（1）：34.

（陈融金　整理）

病例 28　隐性误吸致反复肺炎

病历摘要

【基本信息】

患者，男性，62 岁。主因"反复发热伴咳嗽、咳痰 2 年，再次出现发热 2 天"入院。

现病史：患者近 2 年多次反复无明显诱因出现发热，最高达 39.6 ℃，体温多于夜间升高，伴有畏寒寒战、咳嗽咳痰，多为黄白色黏痰，量少，活动时有气短，反复住院治疗，末次痰培养提示热带念珠菌、阴沟肠杆菌，曾先后应用头孢哌酮舒巴坦＋伏立康唑、去甲万古霉素＋亚胺培南、左氧氟沙星＋利奈唑胺、环丙沙星＋比阿培南＋两性霉素 B 治疗，症状好转出院。2 天前再次出现发热（38.4 ℃），咳嗽咳痰较前增多，仍为黄白色黏痰，伴有喘息，稍有活动即出现气短。查胸部 CT 提示双肺弥漫斑片影，左肺为著，病变较前明显进展。予以储氧面罩吸氧，应用头孢他啶＋甲硝唑＋磺胺抗感染治疗，症状无明显好转。为进一步诊治收入我科。

既往史：高血压病史 10 年，冠心病、高脂血症病史 3 年，曾行冠脉支架置入术。鼻咽癌病史 11 年，曾行放疗 11 次。肝囊肿、肾囊肿病史 25 年；5 年前因甲状腺结节行右侧甲状腺全切、左侧甲状腺部分切除术，目前服用优甲乐 75 μg，每日 1 次。

【辅助检查】

CRP 264.0 mg/L，BNP 717.80 pg/mL，凝血功能：PT 21.10 s，PTA 41.00%，APTT 41.50 s，Fb 594.00 mg/dL，PT 比值 1.94，

笔记

INR 1.95，FDP 11.62 μg/mL，DD 3.58 mg/L，TT 13.2 s。血常规：
WBC 11.28 × 10^9/L，NE% 96.50%，NE 10.89 × 10^9/L，LY% 1.40%，
LY 0.16 × 10^9/L。降钙素原：7.98 ng/mL，白细胞及降钙素原动态变
化见图 2-28-1、图 2-28-2。动脉血气分析（氧浓度 90%）：pH 7.351，
PaCO$_2$ 46.7 mmHg，PaO$_2$ 94.4 mmHg，SaO$_2$ 97.7%，Lac 1.7 mmol/L。

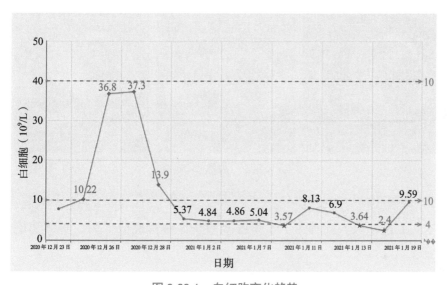

图 2-28-1　白细胞变化趋势

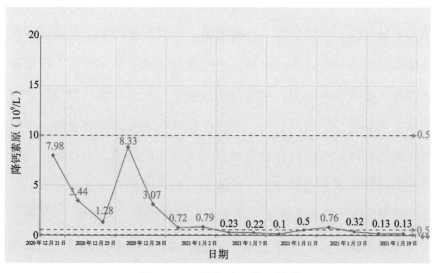

图 2-28-2　降钙素原变化趋势

痰细菌＋真菌＋嗜血杆菌培养：对头孢他啶、左氧氟沙星、哌拉西林他唑巴坦、磺胺敏感。

胸部 CT 平扫（图 2-28-3）：两肺上叶网格及磨玻璃密度影，考虑感染性病变，真菌？右肺中叶改变、两肺多发支气管扩张伴感染；两肺细支气管周围炎性病变；双侧胸腔积液。

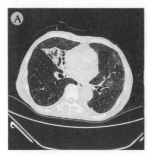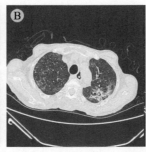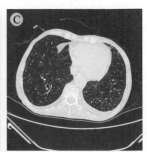

图 2-28-3　胸部 CT 平扫

【诊断】

细菌性吸入性肺炎、Ⅰ型呼吸衰竭、鼻咽癌放疗后、垂体功能减退。

【治疗经过】

感染方面：入院予以经鼻高流量吸氧，完善实验室检查，炎症指标明显升高，影像学提示肺部感染，予以亚胺培南＋左氧氟沙星抗感染。用药后症状逐渐好转，炎症指标逐渐下降，故将亚胺培南更换为头孢哌酮舒巴坦，继续应用左氧氟沙星，病情一度稳定。入院第 8 天患者再次出现发热，炎症指标再次升高，痰培养提示木糖氧化无色杆菌，考虑肺部感染加重，根据药敏结果，当日将抗生素更换为替加环素＋美罗培南，后体温及炎症指标逐渐下降，氧分压逐渐恢复正常，呼吸支持模式更换为鼻导管吸氧，入院第 12 天美罗培南降级为哌拉西林他唑巴坦，入院第 20 天停用替加环素，入院第 27 天停用哌拉西林他唑巴坦。

胃肠营养方面：患者入院后可经口吐出胃内容物，无明显呛咳，但病程中感染反复出现，考虑不除外误吸，且入院前胸部 CT 可见胃及食管潴留，故予以暂停胃肠营养，应用脂肪乳氨基酸（17）葡萄糖（11%）注射液外周补液，感染控制后，逐渐增加胃肠营养，并间断鼻饲白开水、糖盐水，患者未再出现感染反复情况。每日共鼻饲肠内营养混悬液 500 ～ 750 mL，无明显胃潴留及误吸。

内分泌方面：患者既往因鼻咽癌行放疗 11 次，入院后表现：①间断无力、疲乏，偶有嗜睡状态；②盐皮质激素分泌减少，抑制水钠潴留，顽固性低钠血症，另可抑制血管收缩，降低血压；③糖皮质激素分泌减少，导致血管紧张素Ⅱ及去甲肾上腺素分泌减少，血压降低（患者住院期间曾应用多巴胺泵维持血压）；④糖异生减少，导致顽固性低血糖；⑤对感染等应激抵抗力降低；⑥病程后期血常规表现为中性粒细胞减少，嗜酸性粒细胞增加。结合症状、辅助检查结果，考虑不除外放射损伤所致垂体功能减退，请内分泌科会诊后，考虑腺垂体功能减退症可能性大，应用泼尼松 5 mg、每日 1 次口服。患者停用抗生素后未再出现发热、咳嗽咳痰等不适，停用多巴胺后血压等生命体征平稳。

【随访】

出院后电话随访生命体征平稳，未再发热。

病例分析

本例患者病程长，近 2 年反复肺部感染，并多次因肺炎住院。应用抗生素后，病情可一度好转，但极易再次加重。住院期间患者大量应用了多种抗生素，但仍不能将感染完全控制，因此，复发性

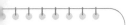

感染的原因成了本次探讨的重点。

　　吸入性肺炎是指误吸了口咽部或胃内容物导致的肺炎，通常分为以下 3 类。①化学性肺炎：误吸诸如酸性胃液等物质造成下气道发生炎症反应。②细菌吸入性肺炎：指通过误吸口咽部或胃内容物入肺、大量细菌侵染导致的活动性感染。相比之下，常引发细菌性肺炎的病原体毒性相对较强，故少量侵染和轻微误吸可能就足以引发临床显著的肺炎。③机械性梗阻：误吸液体或颗粒物而阻塞气道或诱发反射性气道关闭，但不伴肺实质炎症反应。发生吸入性肺炎的易感因素包括：意识水平降低、神经功能障碍、上消化道疾病、气管造口术、气管插管等操作、咽部感觉缺失、口腔卫生不佳、老龄、心搏骤停的发生等。其中，高龄是吸入性肺炎的重要危险因素。而本病例患者虽无明显呛咳，但长期卧床，持续胃肠营养，同时感染加重常出现在胃肠营养加量后，支持误吸发生的可能。

　　如果患者的临床病史及影像学检查强烈提示细菌性吸入性肺炎，建议除了针对常规社区获得性肺炎（community acquired pneumonia，CAP）病原体（如肺炎链球菌）外，还应覆盖厌氧菌。而对于病情危重的患者，建议覆盖几乎所有厌氧菌及大部分需氧的革兰氏阴性杆菌。若患者长期住院或居住在护理机构时怀疑发生吸入性肺炎，则对于病原的考虑方面，可根据医院获得性肺炎（hospital acquired pneumonia，HAP）治疗指南进行针对性处理。

　　本病例同时合并有垂体功能减退。放疗为其中一个原因，儿童或成人脑肿瘤或鼻咽癌进行放疗时，常会发生下丘脑激素缺乏。本病例患者曾接受 11 次鼻咽癌术后的局部放疗，故考虑此为垂体功能减退的主要原因。垂体功能减退较为常见的临床表现，是促肾上腺皮质激素缺乏所致的一系列症状，几乎就是所致皮质醇缺乏的表现。

最严重的皮质醇缺乏可因循环衰竭导致死亡，因为皮质醇对维持外周血管张力至关重要。症状相对较轻的表现为体位性低血压和心动过速。轻度慢性皮质醇缺乏可能导致倦怠、疲劳、厌食、体重减轻、性欲减退、低血糖和嗜酸性粒细胞增多。另外，皮质醇缺乏导致抗利尿激素不适当分泌可引起低钠血症。本例患者主要表现为疲劳、乏力、偶有嗜睡、顽固性低钠血症、低血压、低血糖和嗜酸性粒细胞增多，均符合垂体功能减退的常见症状。治疗方面主要应用氢化可的松 15 ～ 25 mg/d，因为该剂量与人体每日生成速率相近，同时酌情根据其他激素水平调整相应用药剂量。

王宇教授病例点评

本病例患者反复感染的原因考虑为反复误吸导致的吸入性肺炎，依据主要有：高龄，免疫功能较差，感染加重前多有胃肠营养加量，胸部 CT 提示有胃及食管潴留。另外感染加重本身也抑制胃肠道功能，由此形成恶性循环。在临床中遇到反复肺部感染的患者，首先需明确复发性肺炎的根本原因，是否为抗生素的选择不当，抑或是其他因素所致，而不是一味提升抗生素等级。本病例另一特殊之处在于患者本身存在垂体功能减退，该基础疾病可发生的并发症包括感染，常表现为肺部、泌尿道、生殖系统的细菌性感染，有时亦可伴有真菌及其他微生物感染。因此患者反复出现肺部感染在某种程度上和垂体功能减退也相关。

笔记

【参考文献】

1. RODRIGUEZ A E, RESTREPO M I. New perspectives in aspiration community acquired pneumonia. Expert Rev Clin Pharmacol, 2019, 12（10）: 991-1002.

2. MANDELL L A, NIEDERMAN M S. Aspiration pneumonia. N Engl J Med, 2019, 380（7）: 651-663.

3. MANDELL L A, BARTLETT J G, DOWELL S F, et al. Update of practice guidelines for the management of community-acquired pneumonia in immunocompetent adults. Clin Infect Dis, 2003, 37（11）: 1405-1433.

4. APPELMAN-DIJKSTRA N M, KOKSHOORN N E, DEKKERS O M, et al. Pituitary dysfunction in adult patients after cranial radiotherapy: systematic review and meta-analysis. J Clin Endocrinol Metab, 2011, 96（8）: 2330-2340.

5. GROSSMAN A B. Clinical review: the diagnosis and management of central hypoadrenalism. J Clin Endocrinol Metab, 2010, 95（11）: 4855-4863.

（刘刚　陈融金　整理）

笔记

病例 29 误诊为结核性心包积液的系统性红斑狼疮

病历摘要

【基本信息】

患者，男性，84 岁。主因"喘息 3 个月，伴咳嗽、咳痰 1 个月"入院。

现病史：患者于 3 个月前无明显诱因出现活动后气喘，无发热、咳嗽、咳痰，未重视，未就诊。2 个月前因喘息加重行超声心动图检查示心包积液（中大量），左室舒张功能减低，射血分数 68%。于外院行心包置管引流 6 天，共引出 1300 mL 黄色混浊液体，细胞学未见肿瘤细胞，外院化验血常规：WBC 3.01×10^9/L，HGB 119 g/L，PLT 65×10^9/L，其间患者出现发热，最高达 38 ℃，无畏寒、寒战，对症退热治疗后体温降至正常。1 个月前患者出现咳嗽、咳白痰，当地医院胸部 CT：双肺上叶陈旧性结核病灶，心影增大，心包积液，双侧少量胸腔积液，考虑不除外结核，予以异烟肼 0.3 g 每日 1 次、阿米卡星 0.4 g 每日 1 次抗结核，头孢哌酮舒巴坦抗感染，地塞米松 5 mg 每日 1 次静脉滴注 10 天，无明显效果。外院查痰抗酸染色涂片、PPD、T-SPOT、利福平耐药快速检测均阴性。现患者仍间断喘息伴咳嗽、咳痰，为进一步治疗收住我科。患者自发病以来神志清，精神可，饮食差，睡眠可，二便正常，体重较前无明显减轻。

既往史：平素健康状况良好，否认高血压、冠心病、糖尿病病

179

史，否认其他传染病病史，否认食物、药物过敏史，否认手术、外伤史。已戒烟 30 年。

【体格检查】

体温 36.9 ℃，脉搏 83 次 / 分，呼吸 21 次 / 分，血压 100/50 mmHg。神志清，双肺呼吸音清，未闻及干湿啰音及胸膜摩擦音。心律齐，心率 83 次 / 分，各瓣膜听诊区未闻及病理性杂音，腹软，无压痛、反跳痛及肌紧张，肠鸣音 4 次 / 分，双下肢不肿。

【辅助检查】

动脉血气分析（FiO_2 0.21）：pH 7.459，PaO_2 55.6 mmHg，$PaCO_2$ 22 mmHg，SaO_2 89.6%，BNP 111.9 pg/mL，CRP 64.6 mg/L，ALB 27.2 g/L。ESR 129 mm/h。血常规：WBC 1.61×10^9/L，NE% 32.90%，HGB 59.0 g/L，PLT 85×10^9/L。贫血三项：叶酸 4.21 ng/mL，维生素 B_{12} 141 pg/mL，铁蛋白 1067.50 ng/mL。铁代谢：UIBC 10.0 μmol/L，TIBC 23.9 μmol/L，Fe 13.9 μmol/L。T_3 0.44 ng/mL。

感染相关：G 试验、结核抗体、T-SPOT、MP、EB-IgM、CMV-IgM 均阴性。

肿瘤相关：ProGRP 67.2 pg/mL，CA12-5 81.80 U/mL，轻度升高。

自身免疫方面：ANA 1 ： 1000。特种蛋白：IgG 25.40 g/L，IgA 5.29 g/L，C_3 0.53 g/L，C_4 0.08 g/L。ENA 谱：Ro-52 阳性（+++）。ACL 阳性。抗中性粒细胞胞浆抗体谱：pANCA-IIF 1 ： 32，cANCA-IIF 阴性。

骨髓穿刺诊断：骨髓增生尚活跃；未见 DS 或纤维化，必要时行骨髓活检评估。

超声心动图：二尖瓣、三尖瓣轻度反流，心包积液（中量）。

胸部 CT 平扫（图 2-29-1）：双肺继发性肺结核，以纤维硬结为主。右肺中叶、双肺下叶间质慢性炎症伴纤维化。上肺肺气肿、肺大疱。心包大量积液；双侧胸腔少量积液。

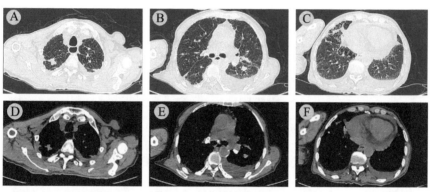

胸部 CT 可见双肺硬结灶，以上肺为主，伴索条影；纵隔可见淋巴结环形钙化，胸腔积液，大量心包积液。

图 2-29-1　胸部 CT 平扫

【诊断】

系统性红斑狼疮、多浆膜腔积液（心包积液、胸腔积液）、三系减低（白细胞减少、中性粒细胞减少、重度贫血、血小板减少）、陈旧性肺结核。

【治疗经过】

入院后完善各项检查，不考虑真菌感染。综合各项检查结果分析，患者无结核、肿瘤及急性感染相关依据，给予化痰平喘、补充叶酸、升血小板、监测心包积液等对症治疗。根据 2019 年 EULAR/ACR 的系统性红斑狼疮（systemic lupus erythematosus，SLE）分类标准，患者 ANA 1 ∶ 1000，临床领域得分 10 分（血液学 4 分，浆膜腔积液 6 分），免疫领域得分 6 分（抗磷脂抗体 2 分，补体 4 分），总分 16 分，分类为 SLE。患者心包积液经监测无变化，生命体征稳定，出院后于外院风湿免疫专科就诊。

【随访】

经电话随访，患者诊断系统性红斑狼疮，规律用药后症状改善。

病例分析

　　患者为老年男性，初次因喘息就诊时发现大量心包积液、同时存在白细胞及血小板等指标偏低，给予心包引流，未发现肿瘤证据。此后患者病情多次反复，复查仍存在心包积液（大量）、胸腔积液，肺内陈旧结核灶，考虑结核相关的多浆膜腔积液，给予试验性抗结核后病情未见好转，且多次检查未发现结核感染证据，且通过升白等治疗，患者血液学异常未改善。目前认为，多浆膜腔积液可为孤立的疾病，也可为全身疾病的一部分，其包含的疾病谱较广。通过对浆膜腔积液的病因研究发现，病因明确患者中最常见的原因为恶性肿瘤（32.8%），其次为自身免疫性疾病（13.3%）、结核（8.3%）、肝硬化（7.9%）和心功能不全（6.2%），余病因不明。研究显示，以心包积液为主的多浆膜腔积液患者，常见的原因分别是自身免疫性疾病（15.3%）、恶性肿瘤（14.4%）、心功能不全（11.3%）、结核（8.0%）和低白蛋白血症（5.2%），23.9%的患者病因不明。通过临床检查，患者心功能可，不存在新发结核感染及低蛋白血症。多浆膜腔积液以心包积液为主，在病程中无急性心包压塞的表现，心包积液非血性，恶性积液的证据不足，自身免疫性疾病的可能性最大。

　　患者为多系统受累，通过完善自身免疫性疾病的相关检查，并根据分类标准，考虑该患者为SLE。SLE合并多浆膜腔积液的患者占SLE患者的2.28%，多以年轻女性为主，多表现为胸腔、心包积液。免疫复合物沉积于浆膜毛细血管，激活补体诱发炎性反应，毛细血管通透性增加及合并狼疮性肾炎、充血性心力衰竭、浆膜腔感染等均会产生积液。SLE 临床表现复杂，合并多浆膜腔积液时以咳嗽、发热、胸闷、颜面和 / 或双下肢和 / 或全身水肿、气促等为主，缺乏特异性；临床中 SLE 患者出现多浆膜腔积液常预示病情较重。浆膜腔积液出现在 SLE 整个疾病过程中，导致诊治复杂化，影响预后。SLE 常见发病群体为年轻患者，女性多见，以皮肤黏膜、肾脏异常等临床表现常见，老年男性、仅表现为多浆膜腔积液及血液学异常而无其他表现者少见，此为该病例的诊断难点。

2019 年 EULAR/ACR SLE 分类标准（表 2-29-1）包括 1 条入围标准、10 个方面、21 条标准，每条标准均需排除感染、恶性肿瘤、药物等原因。总分 ≥ 10 分可分类为 SLE。

表 2-29-1 SLE 分类标准

临床领域和标准		权重	免疫领域和标准		权重
疾病症候	发热	2	骨骼与肌肉	关节受累	6
血液学	白细胞减少 血小板减少 自身免疫性溶血	3 4 4	肾脏	蛋白尿定量（24 h）＞ 0.5 g 肾活检 Ⅱ 型或 Ⅴ 型 LN 肾活检 Ⅲ 型或 Ⅳ 型 LN	4 8 10
神经精神病学	谵妄 精神症状 癫痫	2 3 5	抗磷脂抗体	抗心磷脂抗体或 抗 β2 糖蛋白 1 抗体或 狼疮抗凝物阳性	2
皮肤黏膜	非瘢痕性脱发 口腔溃疡 亚急性皮肤性或盘状狼疮 急性皮肤狼疮	2 2 4 6	补体蛋白	C_3 或 C_4 下降 C_3 和 C_4 下降	3 4
浆膜	胸腔或心包积液 急性心包积液	5 6	SLE 特异性抗体	抗 dsDNA 抗体或 抗 Sm 抗体阳性	6

符合入围标准（ANA ≥ 1 ： 80），总得分 ≥ 10 分则将其分类为 SLE

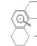

📋 王宇教授病例点评

多浆膜腔积液是临床常见病,也是疑难疾病。在诊疗过程中,注意结合患者的特点及相关指标进行综合判断。胸部 CT 存在结核病灶,同时存在浆膜腔积液,不能想当然用一元论解释,尤其在没有病原学支持的情况下诊断需要慎重。SLE 以年轻女性患者多见,仅表现为血液系统异常及浆膜腔积液的病例不多见,老年男性患者更为少见,此为本病例诊断难点之一。多浆膜腔积液的病因复杂,当遇到以心包积液为主的多浆膜腔积液、无法解释的三系减低为主要表现的患者,也不可忽视自身免疫性疾病 SLE 的可能性。

【参考文献】

1. 中华医学会风湿病学分会,国家皮肤与免疫疾病临床医学研究中心,中国系统性红斑狼疮研究协作组. 2020 中国系统性红斑狼疮诊疗指南. 中华内科杂志,2020,59(3):172-185.

2. 李常虹,刘湘源. 2019 欧洲抗风湿病联盟 / 美国风湿病学会系统性红斑狼疮分类标准发布. 中华风湿病学杂志,2019,23(12):862-864.

3. 宋俊贤,李晓,李忠佑,等. 以心包积液为主多浆膜腔积液患者的病因学分布和临床特征分析. 中国循环杂志,2021,36(3):305-309.

4. 刘盛国,何正强,胡秋,等. 系统性红斑狼疮合并多浆膜腔积液的临床特点及预后情况分析. 临床医学研究与实践,2021,6(8):26-28.

（刘岩岩　整理）

病例 30　表现为肺炎、哮喘的嗜酸性肉芽肿性多血管炎

病历摘要

【基本信息】

患者，男性，55 岁。主因"咳嗽、咳痰、发热、喘息 10 余天"入院。

现病史：患者 10 余天前出现咳嗽，咳白色黏痰，伴喘息，有发热，体温最高 37.5 ℃，出汗较多，伴随周身肌肉酸痛、乏力，无寒战，无胸痛，无头晕、头痛，无腹痛、腹泻。于外院就诊，查胸部 X 线片提示双肺纹理增多，双上肺陈旧肺结核。查血常规提示白细胞、中性粒细胞、嗜酸性粒细胞偏高。予以头孢曲松钠抗感染治疗 4 天，咳嗽、咳痰、喘息减轻，仍出汗较多，周身肌肉酸痛、乏力无缓解。急诊以"肺部感染"收入院。

既往史：30 年前患肺结核，已治愈。有过敏性鼻炎病史。家中养鸟多年。

【体格检查】

急性病容，精神不振，周身未见皮疹，双肺呼吸音清，未闻及干湿啰音及胸膜摩擦音。心率 100 次 / 分，心律齐，各瓣膜听诊区未闻及病理性杂音。腹部平坦，无压痛及反跳痛，双下肢无水肿。

【辅助检查】

血常规：WBC 21.90×10^9/L，NE% 51.70%，EO% 35.80%，EO 7.84×10^9/L，NE 11.33×10^9/L，HGB 147.00 g/L，PLT 332.00×10^9/L。

185

血生化：Na^+ 131.0 mmol/L，LDH 319.0 U/L，ALT 82.7 U/L，AST 28.8 U/L，hsTnI 0.510 ng/mL。尿常规：PRO（1+）。感染相关检查：CRP 131.9 mg/L，ESR 27.00 mm/h，PCT 0.16 ng/mL。套氏系列八项（－），肿瘤系列均正常。自身免疫相关检查：IgG 18.00 g/L，IgA 2.12 g/L，IgM 0.68 g/L，C_3 1.35 g/L，C_4 0.32 g/L，CER 0.57 g/L，RF 30 U/mL，ASO＜25 U/mL。ENA 谱阴性，抗核抗体阴性，ANCA 阴性。$CD4^+$ T 淋巴细胞 895 cells/μL。外周血总 IgE＞500 U/mL。

入院时胸部 CT（图 2-30-1A 至图 2-30-1C）：两肺内多发斑片、微结节、结节、树芽影及条索影，部分为钙化灶，考虑为继发性结核可能性大，不除外 NTM 肺病。两肺下叶炎症。

治疗 2 周后胸部 CT（图 2-30-1D 至图 2-30-1F）：两肺内炎症，较前次 CT 片部分吸收、好转。

治疗 3 周后胸部 CT（图 2-30-1G 至图 2-30-1I）：两肺内炎症，较前明显吸收、好转。

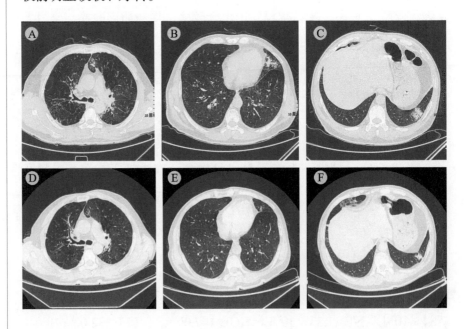

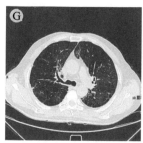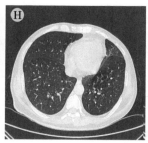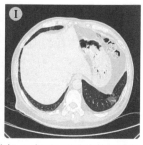

A～C. 入院时胸部 CT 可见双肺炎症；D～F. 激素治疗 2 周后胸部 CT 提示双肺炎症较前吸收；
G～I. 激素治疗 3 周后胸部 CT 提示双肺炎症进一步吸收。

图 2-30-1 胸部 CT

超声心动图、下肢血管超声、腹部超声均无明显异常。

支气管镜检查：气管镜下炎症改变，肺泡灌洗液相关结果回报：抗酸染色未见抗酸杆菌，墨汁染色未见隐球菌，涂片未查见细菌及真菌；嗜酸性粒细胞计数：EO 514.00×10^9/L，其余数值变化见图 2-30-2。曲霉菌半乳甘露聚糖检测（GM）0.96，CMV-DNA 阴性。结核分枝杆菌复合群及利福平耐药基因检测阴性。

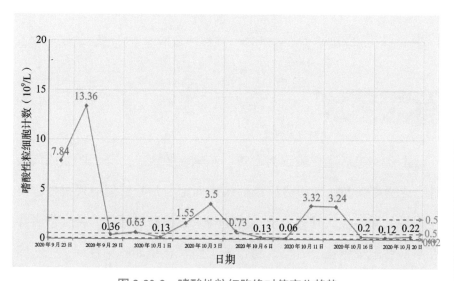

图 2-30-2 嗜酸性粒细胞绝对值变化趋势

【诊断】

嗜酸性粒细胞增多症、嗜酸性肉芽肿性多血管炎（可能性大）、过敏性鼻炎。

【治疗经过】

入院后患者仍发热，大量出汗，四肢酸痛，伴有手指、脚趾尖端麻木感。完善检查后，考虑诊断 ANCA 相关小血管炎可能性大，嗜酸性肉芽肿性多血管炎不除外。排除结核等感染性病变后，入院第 5 天起加用甲泼尼龙 80 mg 每日 1 次静脉滴注。用药后患者体温正常，出汗、肌肉酸痛等症状明显缓解，但四肢末端仍有麻木感，精神状态较前改善，复查嗜酸性粒细胞百分比及绝对值降至正常，提示治疗有效。后逐渐将激素减量，并改为口服醋酸泼尼松龙。复查胸部 CT 平扫，提示两肺内炎症，较前次 CT 片吸收、好转。患者病情稳定后出院，继续应用糖皮质激素治疗。

【随访】

患者于外院风湿免疫科就诊，现规律口服激素治疗，病情平稳。

病例分析

本病例患者主要表现为发热、咳嗽、咳痰、出汗、四肢肌肉酸痛、乏力等，初始考虑为感染性疾病而给予治疗，但应用足疗程抗生素后效果不佳，且各个样本检查均未见明确病原体，结合患者存在嗜酸性粒细胞明显升高，将诊断思路转移至非感染性疾病——嗜酸性粒细胞增多症。

嗜酸性粒细胞增多症（hypereosinophilia，HE）是指间隔至少 1 个月的 2 次检查发现，外周血嗜酸性粒细胞绝对计数 $> 1.5 \times 10^9$/L

（＞1500/μL），和／或病理检查确认组织 HE。嗜酸性粒细胞增多可由多种疾病引起，且累及的器官多种多样。根据不同临床表现，其评估可由以下几方面进行：①发热、出汗、不明原因体重减轻、乏力等非特异性全身症状，应考虑到感染、药物因素、肿瘤、自身免疫性疾病等；②腹泻、腹痛、厌食等胃肠道症状，可由感染性或自身免疫性原因引起；③咳嗽、呼吸困难、哮鸣、鼻部症状等，应考虑到哮喘、药物、自身免疫性疾病、感染等；④皮疹、瘙痒、皮肤划痕症等皮肤表现，应考虑药物、寄生虫感染、自身免疫性疾病、血液学原因等；⑤其他临床表现包括淋巴结肿大、肾脏和心脏受累、神经系统表现等。

嗜酸性肉芽肿性多血管炎（eosinophilic granulomatosis with polyangiitis，EGPA），旧称 Churg-Strauss 综合征或变应性肉芽肿血管炎，是一种以慢性鼻炎／鼻窦炎、哮喘和明显的外周血嗜酸性粒细胞增多为特征的多系统疾病。最常受累的器官为肺，其次为皮肤。然而，EGPA 可累及任何器官系统，包括心血管、胃肠道、肾脏和中枢神经系统。目前最常用的 EGPA 分类标准是美国风湿病学会标准，以 6 条中至少符合其中 4 条来诊断 EGPA 的敏感性是 85%，特异性是 99.7%：①哮喘——有哮鸣史或呼气相闻及广泛的高调哮鸣音；②白细胞分类计数中嗜酸性粒细胞占比＞10%；③单神经病或多神经病；④影像学提示游走性或短暂性肺部阴影；⑤鼻旁窦异常；⑥活检发现血管外嗜酸性粒细胞聚集。本病例患者符合②、③、④、⑤项，考虑符合 EGPA 诊断。

EGPA 的临床特征通常分几个连续的阶段出现。①前驱期：见于 10～30 岁者，表现为特应性疾病、变应性鼻炎和哮喘。②嗜酸性粒细胞增多期：特征为外周血嗜酸性粒细胞增多和多器官嗜酸性粒细胞浸润，尤其是肺和胃肠道，并可表现出肺部阴影。③血管炎期：特征性表现是危及生命的系统性中、小血管炎。血管炎期到来之前可能有发热、体重减轻、疲乏等非特异性全身症状和体征作为征兆。本病例患者目前考虑处于嗜酸性粒细胞增多期，根据其过敏性鼻炎病史，可推断患者年轻时可能经历了前驱期。

嗜酸性粒细胞增多是 EGPA 的特征性表现，但 EGPA 没有特异性的实验室检查，可协助诊断的实验室检查包括：血清肌钙蛋白、HIV 感染的免疫分析、血清维生素 B_{12}、尿液分析、血尿素氮和肌酐、抗中性粒细胞胞质抗体、红细胞沉降率、C 反应蛋白等。其他的评估性检查包括：胸部影像学、鼻窦 CT、心脏 MRI、肺功能检查、支气管肺泡灌洗、组织学活检、心血管检查。以上检查基本涵盖了 EGPA 易受累的脏器，如肺、肾脏、心脏、消化道、周围神经，有助于评估不良预后因素。

全身性糖皮质激素的应用是 EGPA 的主要治疗方式，剂量为泼尼松 $0.5 \sim 1$ mg/（kg·d）。对于有更严重血管炎的患者，需酌情加大剂量。如存在急性多器官疾病，初始治疗采用静脉用糖皮质激素（如甲泼尼龙每日 $0.5 \sim 1$ g，连用 $3 \sim 5$ 日），随后序贯口服糖皮质激素治疗。对于没有不良预后因素的大多数患者，单用糖皮质激素病情便可得到缓解，对于存在重度多器官疾病患者，常联用环磷酰胺，但是否联用还需取决于受累器官数量及受损程度。

王宇教授病例点评

本病例患者入院时考虑肺部感染，后经过完善一系列检查，最终诊断为自身免疫性疾病，应用全身糖皮质激素治疗后症状得到明

笔记

显改善。但未明确诊断前盲目应用激素容易造成潜在感染性疾病播散。该患者胸部 CT 提示继发性肺结核，不除外 NTM 肺病，因此，在进行激素治疗前我们进行了气管镜检查，检测了包括分枝杆菌在内的多种病原体，除外了感染性疾病，后加用全身糖皮质激素治疗，避免了感染病灶播散的可能。建议在系统性激素使用之前，全面评估患者感染可能，增加激素使用的安全性。

【参考文献】

1. CHUNG S A, LANGFORD C A, MAZ M, et al. 2021 American College of Rheumatology/Vasculitis Foundation guideline for the management of antineutrophil cytoplasmic antibody-associated vasculitis. Arthritis Rheumatol，2021，73（8）1366-1383.

2. GRAYSON P C, PONTE C, SUPPIAH R, et al. 2022 American College of Rheumatology/European Alliance of Associations for rheumatology classification criteria for eosinophilic granulomatosis with polyangiitis. Ann Rheum Dis，2022，81（3）：309-314.

3. GROH M, PAGNOUX C, BALDINI C, et al. Eosinophilic granulomatosis with polyangiitis（Churg-Strauss）（EGPA）Consensus Task Force recommendations for evaluation and management. Eur J Intern Med，2015，26（7）：545-553.

4. VALENT P, KLION A D, HORNY H P, et al. Contemporary consensus proposal on criteria and classification of eosinophilic disorders and related syndromes. J Allergy Clin Immunol，2012，130（3）：607-612，e9.

5. 嗜酸性肉芽肿性多血管炎诊治规范多学科专家共识编写组. 嗜酸性肉芽肿性多血管炎诊治规范多学科专家共识. 中华结核和呼吸杂志，2018，41（7）：8.

（陈融金　整理）